KB266388

1주일 만에 좋아지는 자율신경

1주일 만에 좋아지는 자율신경

고바야시 히로유키 지음
조해선 옮김

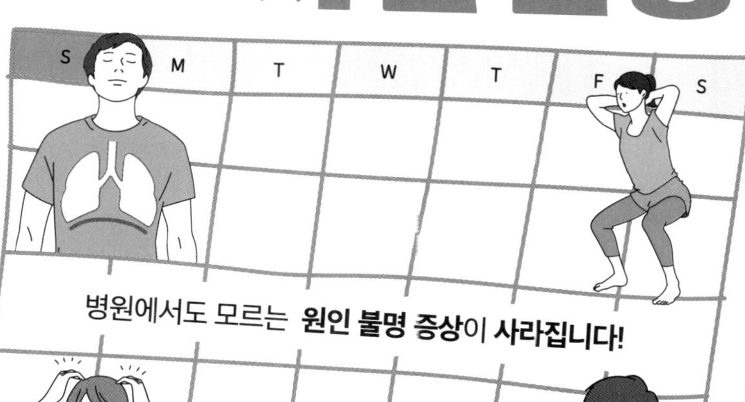

병원에서도 모르는 **원인 불명 증상**이 **사라집니다!**

시그마북스
Sigma Books

전문의가 알려주는 궁극의 자율신경 회복 프로그램

1주일 만에 좋아지는 자율신경

발행일 2026년 4월 2일 초판 1쇄 발행
지은이 고바야시 히로유키
옮긴이 조해선
발행인 강학경
발행처 시그마북스
마케팅 정제용
에디터 최연정, 최윤정, 양수진
디자인 강경희, 김문배, 정민애

등록번호 제10-965호
주소 서울특별시 영등포구 양평로 22길 21 선유도코오롱디지털타워 A402호
전자우편 sigmabooks@spress.co.kr
홈페이지 http://www.sigmabooks.co.kr
전화 (02) 2062-5288~9
팩시밀리 (02) 323-4197
ISBN 979-11-6862-472-6 (03510)

1SHUKANDE KATTENI JIRITSUSHINKEIGA TOTONOTTEIKU KARADANINARU SUGOIHOHO
© Hiroyuki Kobayashi 2025
Originally published in Japan in 2025 by NIHONBUNGEISHA Co.,Ltd., TOKYO.
Korean Characters translation rights arranged with NIHONBUNGEISHA Co.,Ltd., TOKYO,
through TOHAN CORPORATION, TOKYO. and EntersKorea Co.,Ltd., SEOUL.

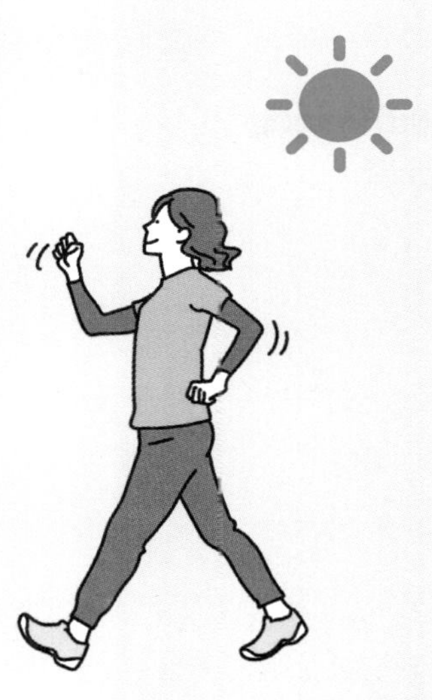

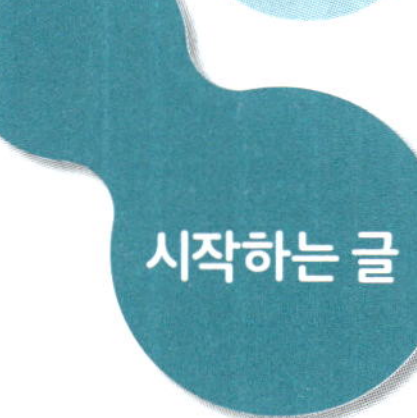

"몸이 여기저기 쑤시고 아픈데 병원에서 검사를 받아도 아무런 문제가 없대요."
"매일 몸이 축 처지는데 원인을 모르겠어요."

자율신경의 균형이 깨지면 많은 사람이 이와 같은 증상을 호소한다. 예전에는 이처럼 병으로 진단하기 애매한 증상이 생기면 '기분 탓일 수 있으니 한동안 상태를 좀 지켜보자'라고 생각하는 데 그쳤다.

하지만 자율신경의 역할이 알려지기 시작하면서 요즘은 많은 사람이 자율신경 문제로 생기는 불편감을 명확히 존재하는 증상으로 받아들이게 되었다.

원인 모를 불편한 증상을 느끼고 '혹시 자율신경 때문인가?'라는 생각으로 이 책을 펼친 독자도 많을 것이다.

병원에서 원인은 찾지 못했지만, 분명한 통증과 불쾌감이 존재하고 때로는 두근거림이나 과호흡 같은 증상까지 동반하므로 당사자로서는 상당히 괴로운 일이 아닐 수 없다.

그래서 당장이라도 낫고 싶은 마음에 도수 치료, 정골요법, 침 치료, 한방 치료, 영양제 복용과 같은 다양한 방법을 시도하면서 조금이라도 불쾌한 증상을 가라앉히려 애쓴다.

그래서 **불안정한 자율신경을 빠르게 바로잡을 수 있도록 이제까지 연구해온 방법 중 다섯 가지를 엄선하여 만든 '1주일 프로그램'을 이 책에 실었다.**

- 여유로운 아침 식사를 위해 1시간 일찍 일어나 '꿀 요거트' 먹기
- 깊게 숨을 내쉬어 부교감신경을 활성화하는 '1:2 호흡법'
- 자율신경의 균형을 바로잡는 입욕 전 '가벼운 스쿼트'
- 1분 만에 마음이 편안해지는 '스트레스 일기' 쓰기
- 온몸의 긴장을 풀어 편안한 잠으로 이끄는 '태핑 수면'

다섯 가지 프로그램은 모두 큰 수고를 들이지 않아도 손쉽게 해낼 수 있다.

하지만 **이러한 행동이 자연스러운 습관으로 자리 잡으면 어느새 '자율신경이 저절로 균형을 이루는 몸'으로 변해있을 것이다.**

자율신경이 불안정한 사람은 대부분 온갖 스트레스를 떠안고 산다. 스트레스는 떨쳐내려고 애써도 쉽게 벗어날 수 없다. 하지단 스트레스 가득한 환경에서도 자율신경을 위해 할 수 있는 일은 있다.

일단 다섯 가지 프로그램을 1주일 동안 가볍게 실천해보자.

그리고 몸과 마음이 점점 편안해지는 생생한 감각을 직접 느껴보자.

여러분이 이 책을 계기로 자율신경의 균형을 바로잡아 건강한 몸과 마음으로 일상을 보내게 되길 바란다.

준텐도대학교 의학부 교수

고바야시 히로유키

1주일 만에 자율신경이 저절로
균형을 이루는 몸이 되는 놀라운 방법

\ 검사를 받아도 원인을 알 수 없는 불편한 증상은 /

자율신경 불균형 때문이었다

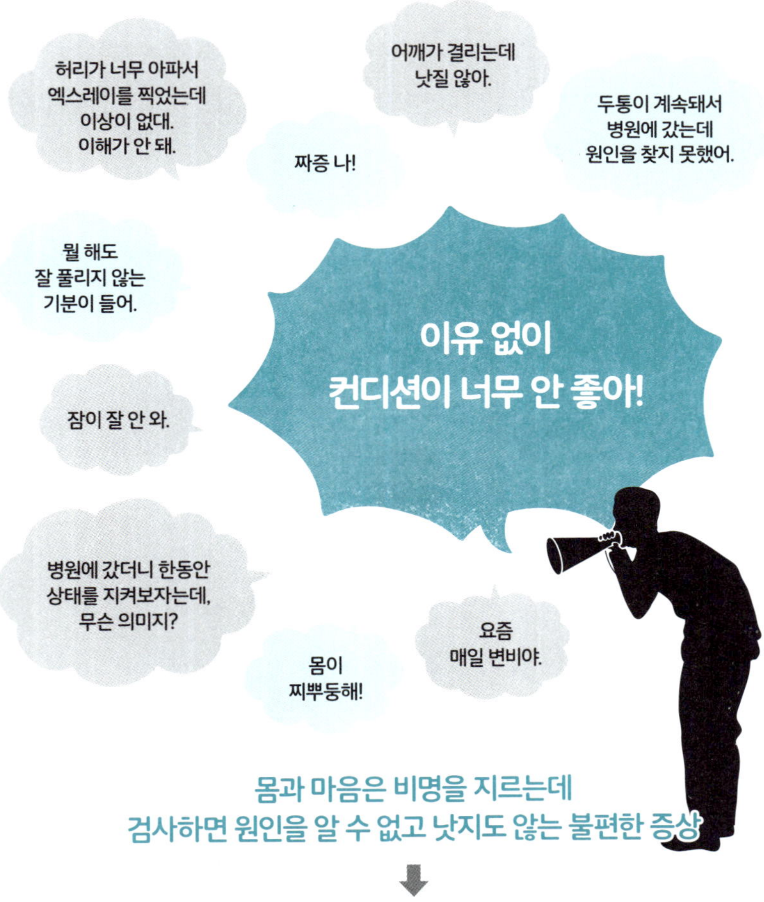

몸과 마음은 비명을 지르는데
검사하면 원인을 알 수 없고 낫지도 않는 불편한 증상

↓

자율신경 불균형 때문일지도?

원인 모를 컨디션 난조는 자율신경 불균형 때문일지도 모른다. 자율신경 안정에 도움이 되는 간단한 습관을 실천하여 몸과 마음을 편안하게 해주자.

자율신경의 균형은 스스로 맞출 수 있다

1 + 아침 시간 여유롭게 보내기

2 + 스트레스 해소하기

3 + 몸과 마음의 긴장 풀기

일상에서 이 세 가지를
의식하고 실천하면
불편한 증상을 개선할 수 있다.

간단한 습관으로 개선할 수 있다!

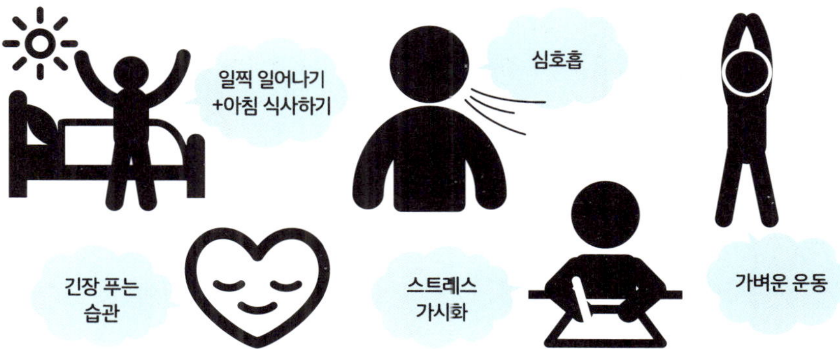

사소한 행동이라도 1주일 동안 꾸준히 실천하면
눈에 띄게 자율신경이 안정되어
몸과 마음이 편안해진다!

CONTENTS

1장 이유 없이 컨디션이 나쁘다면 자율신경 때문이다

2장 자율신경 균형은 아침 시간에 달렸다

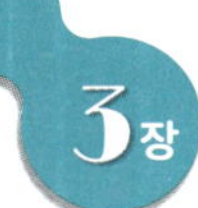

3장 자율신경과 장에 가장 효과적인 식사법

4장 자율신경이 눈에 띄게 안정되는 최고의 습관

1주일 만에 자율신경이 저절로 균형을 이루는 최고의 프로그램

검사를 받아도 원인을 알 수 없는 불편한 증상이 계속되는 이유는 자율신경의 균형이 깨진 상태이기 때문이다. 다섯 가지 자율신경 프로그램을 실천하여 몸과 마음의 균형을 바로잡자.

자율신경 프로그램 1

1시간 일찍 일어나 꿀 요거트 먹기

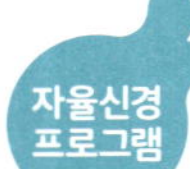

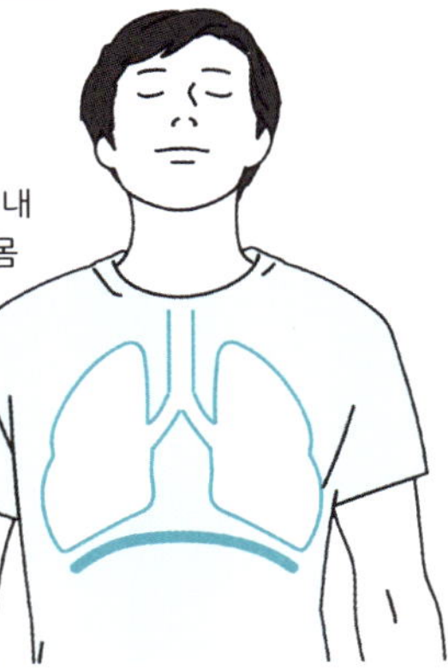

아침 일찍 일어나 장 건강을 챙기면 자율신경이 안정된다

장과 자율신경은 일심동체다. 따라서 자율신경을 바로잡으려면 어떤 식으로 아침 식사를 하느냐가 중요하다. 꿀 요거트에 바나나를 곁들인 식단은 준비하기도 쉽고 장 건강도 챙길 수 있어 좋다. 평소보다 1시간 일찍 일어나 서두르지 말고 느긋하게 아침을 먹자.

자율신경 프로그램 2

1:2 호흡법

심호흡은 긴장 완화에 매우 효과적이다

숨을 깊게 들이마시고 천천히 내쉬면 혈액 순환이 원활해져 몸과 마음의 긴장이 풀린다. 하루에 한 번, 3분 동안 의식적으로 심호흡을 해 보자. 짜증을 가라앉히거나 집중력이 필요할 때 해도 효과적이다.

자율신경 프로그램 3

입욕 전 가벼운 스쿼트

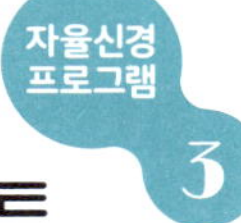

혈액 순환 개선에 큰 효과를 발휘하는 간단한 전신 운동

자율신경의 안정에는 가벼운 운동이 필수다. 스쿼트를 하면 단시간에 효율적으로 온몸을 단련할 수 있다. 욕조에 몸을 담그기 전에 스쿼트를 하면 입욕 효과도 높아지므로 둘을 묶어서 한 세트로 실천하는 편이 좋다.

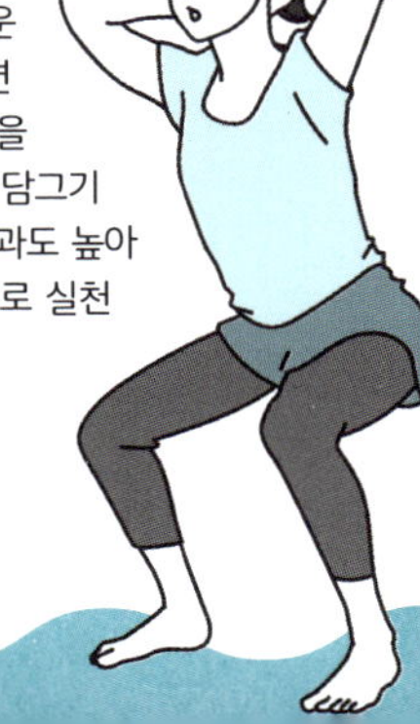

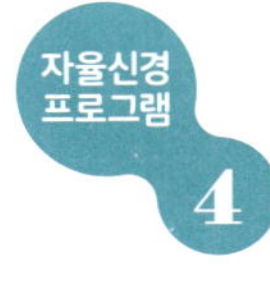

스트레스 가시화 1분 일기

잠들기 전 1분 일기로 스트레스를 날려버리자

글로 적으면 자신이 어떤 일에 스트레스를 받는지 알기 쉽다. 오래 고민하지 말고 자기 전에 1분 정도만 투자하는 것이 중요하다. 손으로 쓰기만 해도 신기할 정도로 마음이 후련해진다.

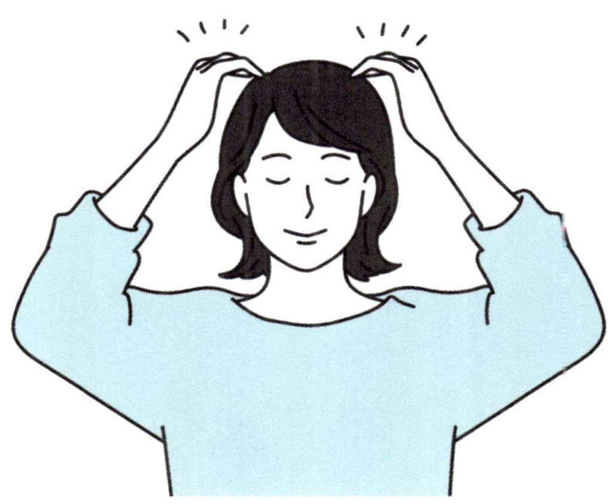

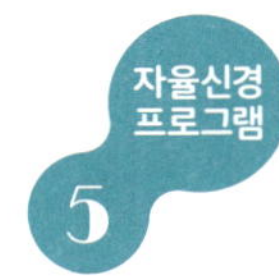

태핑 수면

온몸의 긴장이 풀려 깊게 푹 잠든다

머리와 얼굴에는 부교감신경을 활성화하는 혈 자리가 있다. 그곳을 아주 가볍게 손가락으로 두드리기만 해도 온몸의 긴장이 풀린다. 일정한 리듬으로 두드리는 것이 포인트다. 혈 자리를 두드리면 몸이 그것을 잠드는 신호로 받아들이므로 잠자리 들기 직전에 한다.

**몇 분이면 할 수 있는 간단한 프로그램을 실천하기만 해도
자율신경이 눈에 띄게 안정된다!**

자율신경 자가진단

☐ 아침 식사를 거른다

☐ 쉽게 피로해진다

☐ 잠을 자도 피로가 풀리지 않는다

☐ 의욕이 나지 않는다

☐ 이전에 비해 감기에 잘 걸린다

☐ 몸이 자주 붓는다

☐ 두통이 있다

☐ 불안감이 들고 끊임없이 걱정하며 끙끙 앓는다

☐ 쉽게 주의가 산만해진다

☐ 짜증이 늘었다

☐ 손발이 차갑다

☐ 어깨가 결린다

☐ 허리가 아프다

☐ 쉽게 긴장한다

☐ 스트레스를 잘 받는다

☐ 사고력, 판단력이 저하되었다

☐ 설사 또는 변비 증상이 있다

☐ 피부가 쉽게 건조해진다

☐ 머리카락에 윤기가 없어 푸석푸석하다

위 항목 중 하나 이상에 해당하고 그 증상이 오래 지속되었다면 자율 신경의 균형이 깨졌을 가능성이 있다. 체크 항목이 많을수록 자율신경 불균형 정도가 심각한 상태다.

자율신경이 불균형할 때 나타나는 주요 증상

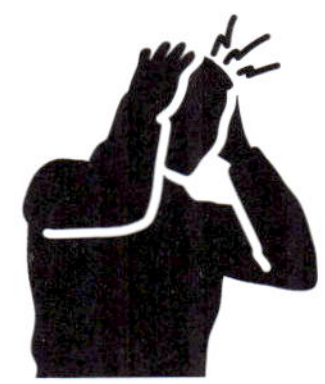

두통,
기상병

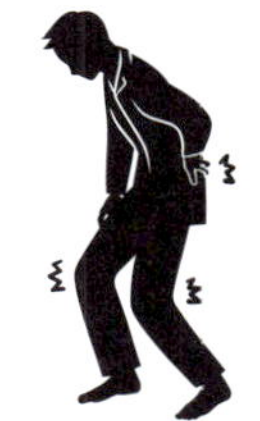

어깨 결림,
허리 통증,
목 통증

냉증,
열감

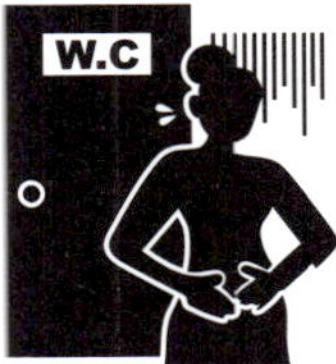

설사,
변비,
빈뇨,
잔뇨감

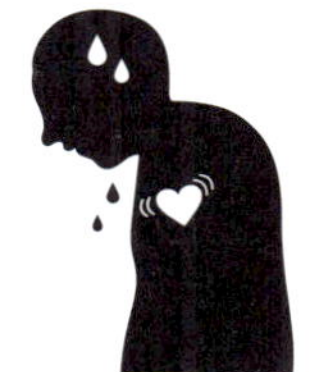

두근거림,
숨 가쁨,
과호흡

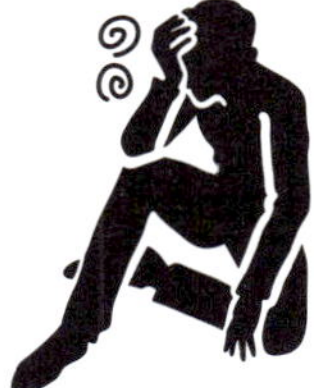

어지럼증,
메스꺼움

짜증,
초조함,
불안,
긴장

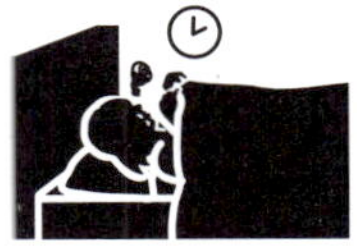

쉽게 잠들지 못한다,
잘 일어나지 못한다

다음에 소개할 1주일 프로그램을 실천하면
위의 컨디션이 좋아지고
냉증이 완화되고 불안감이 사라져
몸과 마음이 편안해지는 감각을 생생하게 느낄 수 있다.

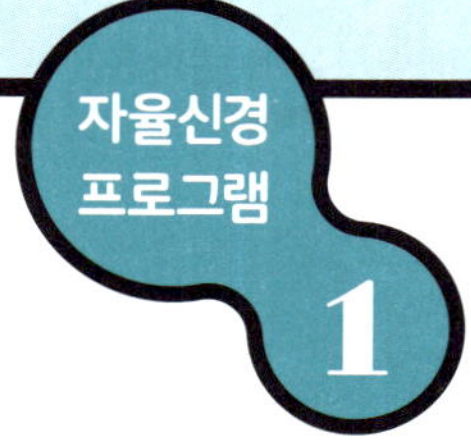

1시간 일찍 일어나
꿀 요거트 먹기

POINT

- ☑ 비피두스균을 함유한 요거트를 먹는다
- ☑ 장내 유익균의 먹이가 되는 올리고당은 꿀로 섭취한다
- ☑ 바나나를 함께 먹으면 더 효과적이다
- ☑ 아침을 서두르지 않고 느긋하게 먹기 위해 1시간 일찍 일어난다

자율신경의 안정에는 세끼 중 아침 식사가 가장 중요하다. 장내 비피두스균은 나이가 들수록 감소하므로, 아침마다 비피두스균이 든 요거트를 먹으면 좋다. 여기에 장내 유익균이 좋아하는 먹이인 올리고당이 든 꿀과 식이섬유가 풍부한 바나나를 함께 섭취하면 완벽하다.

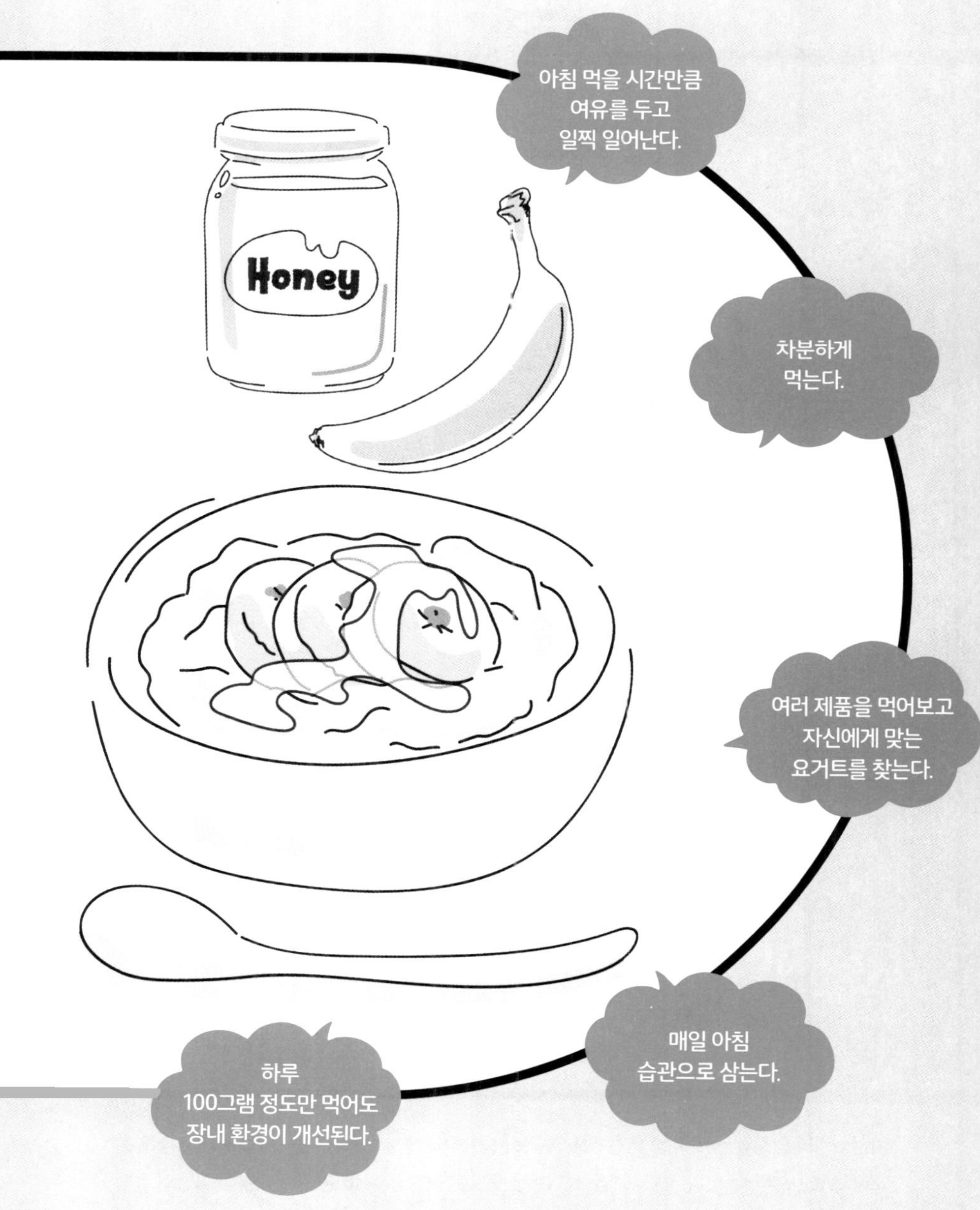

자세한 내용은 **103**쪽 참고 >>

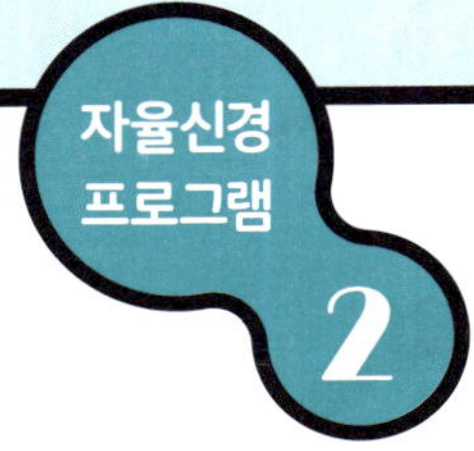

1:2 호흡법

POINT

- ☑ 숨을 4초 동안 코로 들이마시고 8초 동안 입으로 내쉰다
- ☑ 하루 1회 3분간 실시한다
- ☑ 혈관이 확장되고 혈압이 낮아져 혈류가 개선된다
- ☑ 짜증 날 때나 집중력을 잃었을 때 한다

사람은 스트레스를 받으면 교감신경이 흥분해 호흡이 얕아진다. 반면 느리고 깊게 호흡하면 부교감신경이 활성화되어 긴장이 완화된다. 숨을 1:2의 비율로 들이마셨다가 내쉬는 이 호흡법은 자율신경의 균형을 바로잡는 가장 간단하면서도 즉각적인 효과를 볼 수 있는 방법이다.

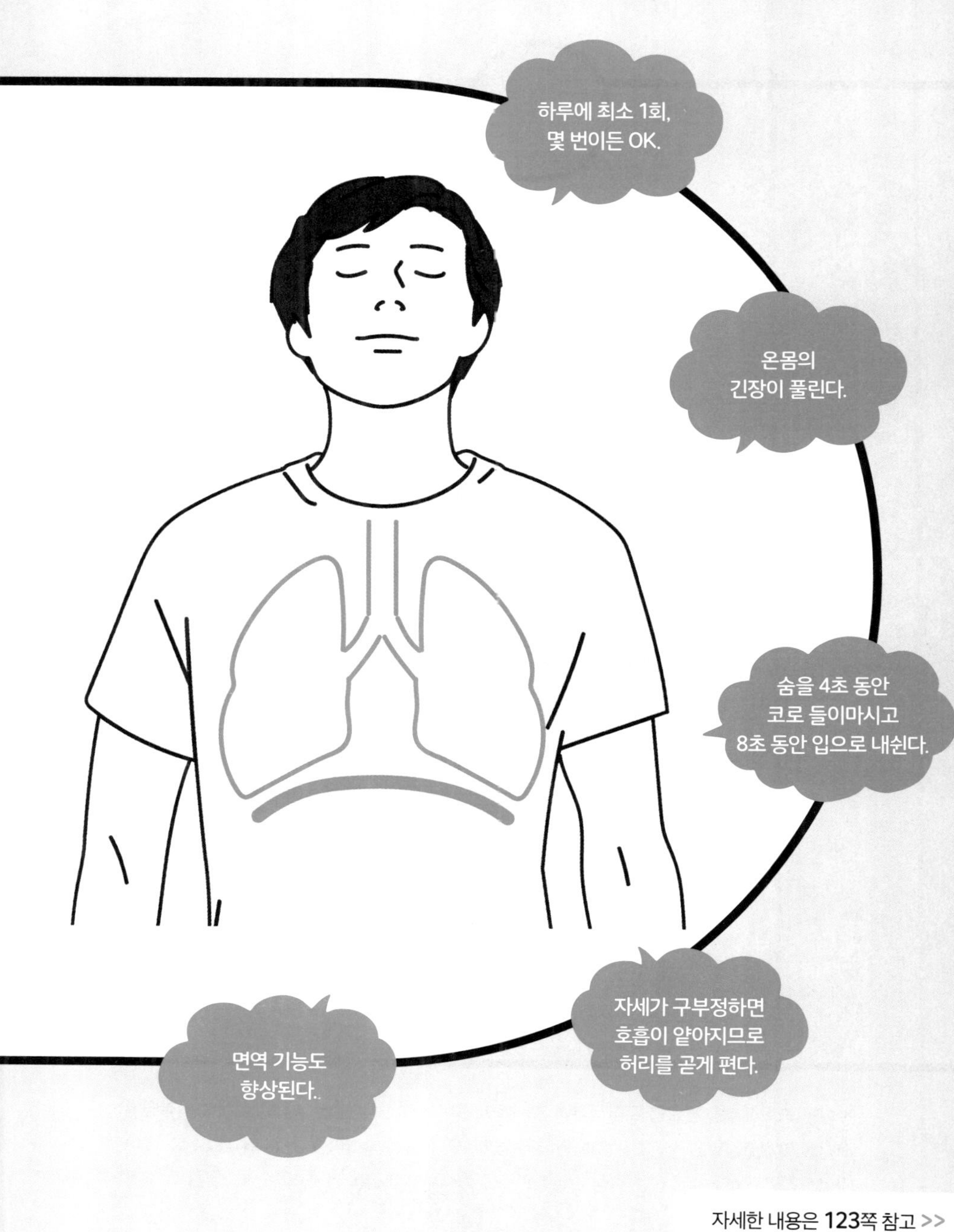

자세한 내용은 **123**쪽 참고 >>

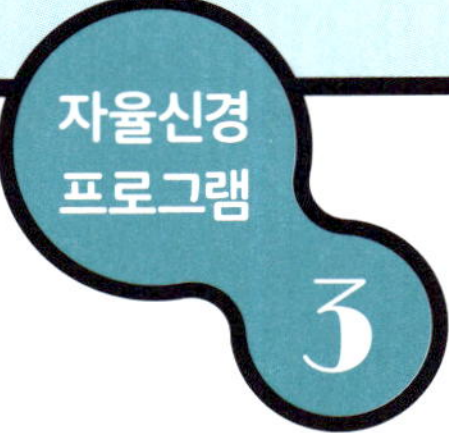

입욕 전
가벼운 스쿼트

POINT

- ☑ 무릎을 너무 굽히지 않도록 주의하면서 올바른 자세로 한다
- ☑ 깊게 호흡하면서 스쿼트를 하면 부교감신경이 활성화된다
- ☑ 혈액을 심장으로 보내는 펌프 작용이 활발해져 혈액 순환이 원활해진다
- ☑ 하체 근육이 강화되어 기초 대사량이 증가한다

근육의 60퍼센트 이상이 집중된 하체는 혈액을 심장으로 보내는 펌프 역할을 한다. 스쿼트는 한 번에 10회 정도면 충분한데, 깊게 호흡하면서 올바른 자세로 차분히 실시해야 자율신경이 안정된다. 입욕 전에 스쿼트를 하면 신진대사가 적당히 활발해져 몸이 한층 더 따뜻해진다.

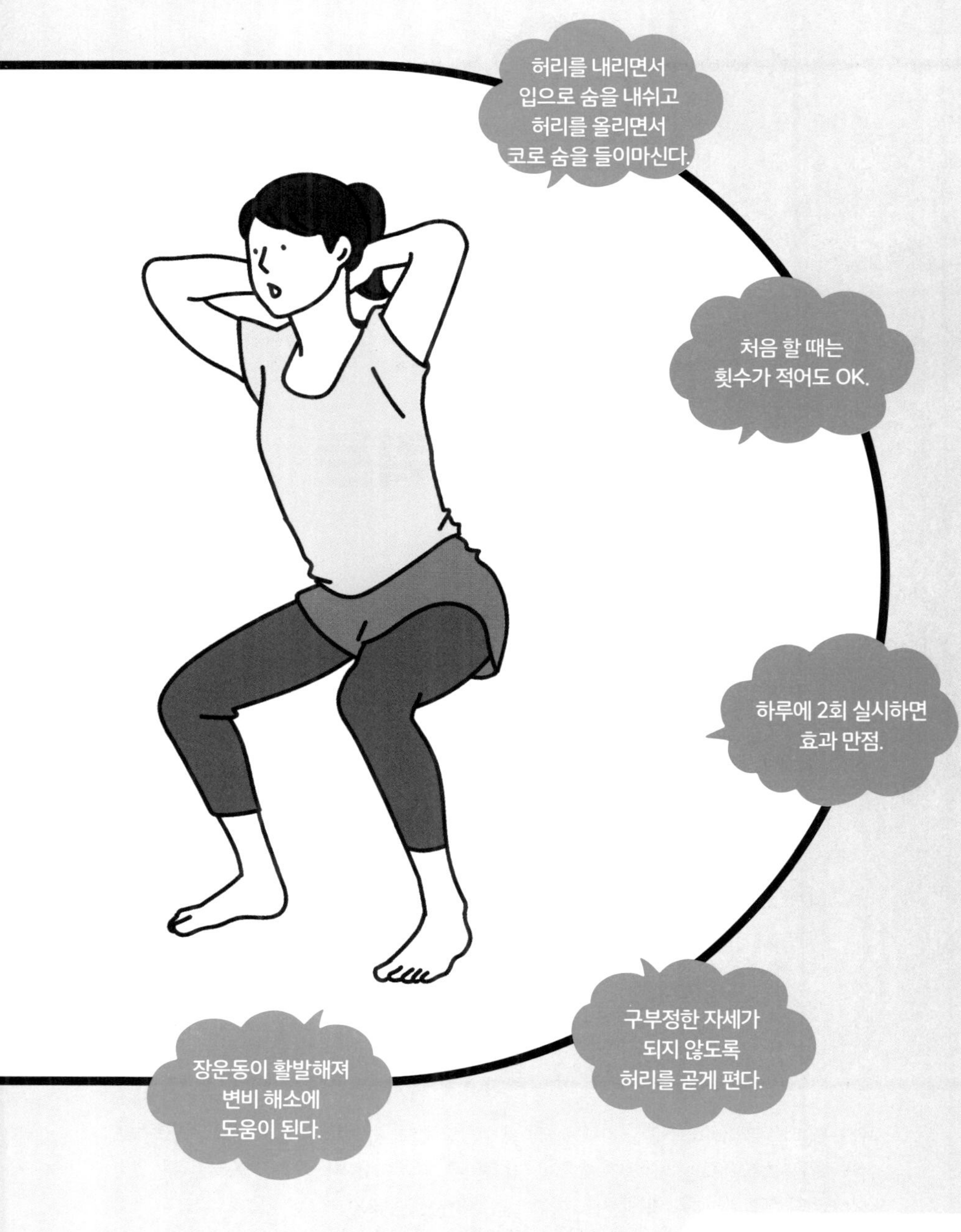

자세한 내용은 **130**쪽 참고 >>

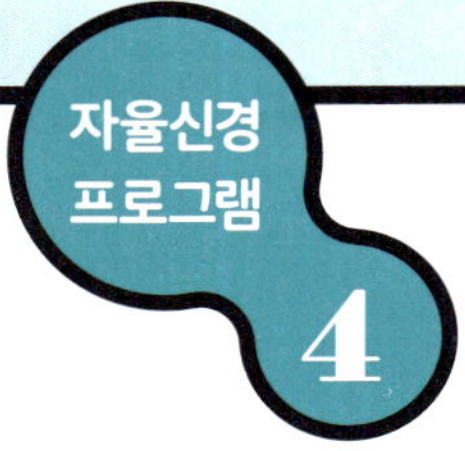

스트레스 가시화
1분 일기

POINT

- ☑ 하루를 되돌아보는 시간을 가지면 깨달음을 얻고 나쁜 흐름을 막을 수 있다
- ☑ 스트레스에 점수를 매기면 무엇에 기분이 좌우되는지 알 수 있다
- ☑ 손으로 글씨를 쓰면 마음이 안정된다
- ☑ 자기 전에 1분 일기 쓰는 습관을 들이면 몸이 잠들 준비를 한다

하루하루 살다 보면 슬픔이나 분노가 덮쳐 와서 감정을 뒤흔드는 힘겨운 날도 있게 마련이다. 스트레스 요인인 부정적 감정에 휘둘리고 싶지 않다면 하루를 마무리하는 시간에 일기를 써보자. 불안이 줄고 마음에도 여유가 생긴다.

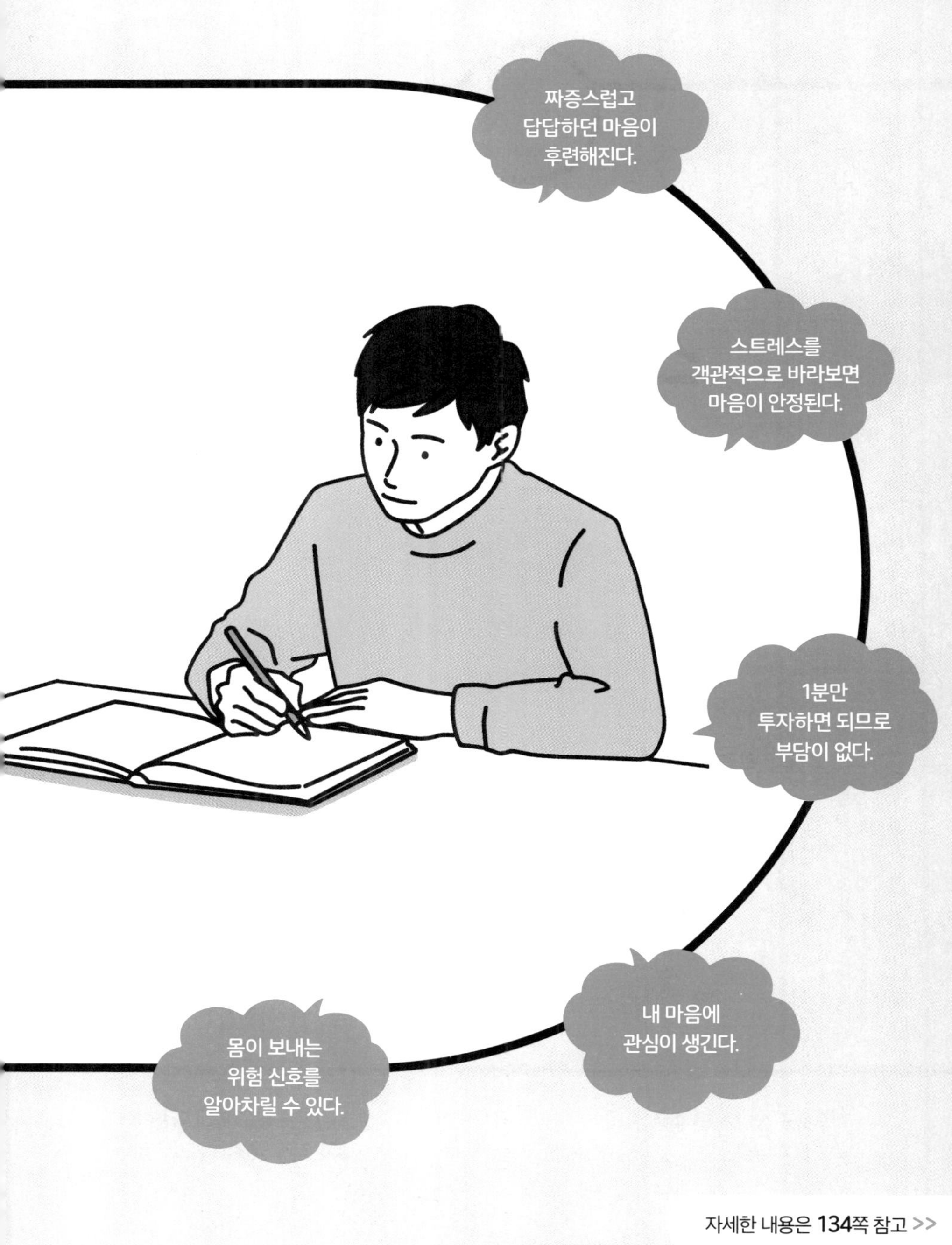

자세한 내용은 **134쪽** 참고 >>

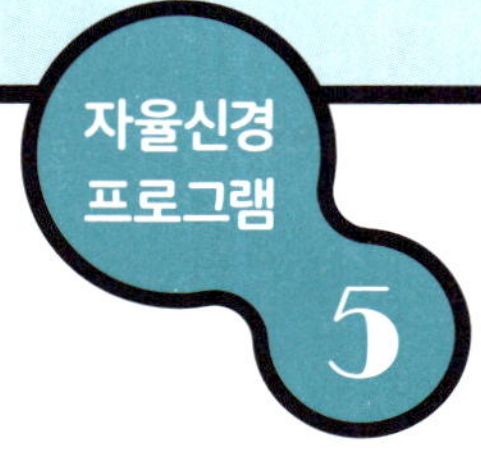

태핑 수면

POINT

- ☑ 가벼운 자극은 부교감신경을 활성화한다
- ☑ 온몸의 긴장이 풀려 편안해진다
- ☑ 혈류가 촉진된다
- ☑ 잠들기 전 의식을 치르듯이 매일 하면 숙면을 유도하는 스위치가 켜진다

수면 과정에서는 잠에 드는 순간이 특히 중요하다. 머리와 얼굴에는 부교감신경을 활성화하는 혈 자리가 있다. 그곳을 손끝으로 일정한 리듬에 맞춰 톡톡 두드리면 온몸의 긴장이 풀려 편안하게 잠든다. 너무 세게 두드리면 교감신경이 깨어나니 주의하자.

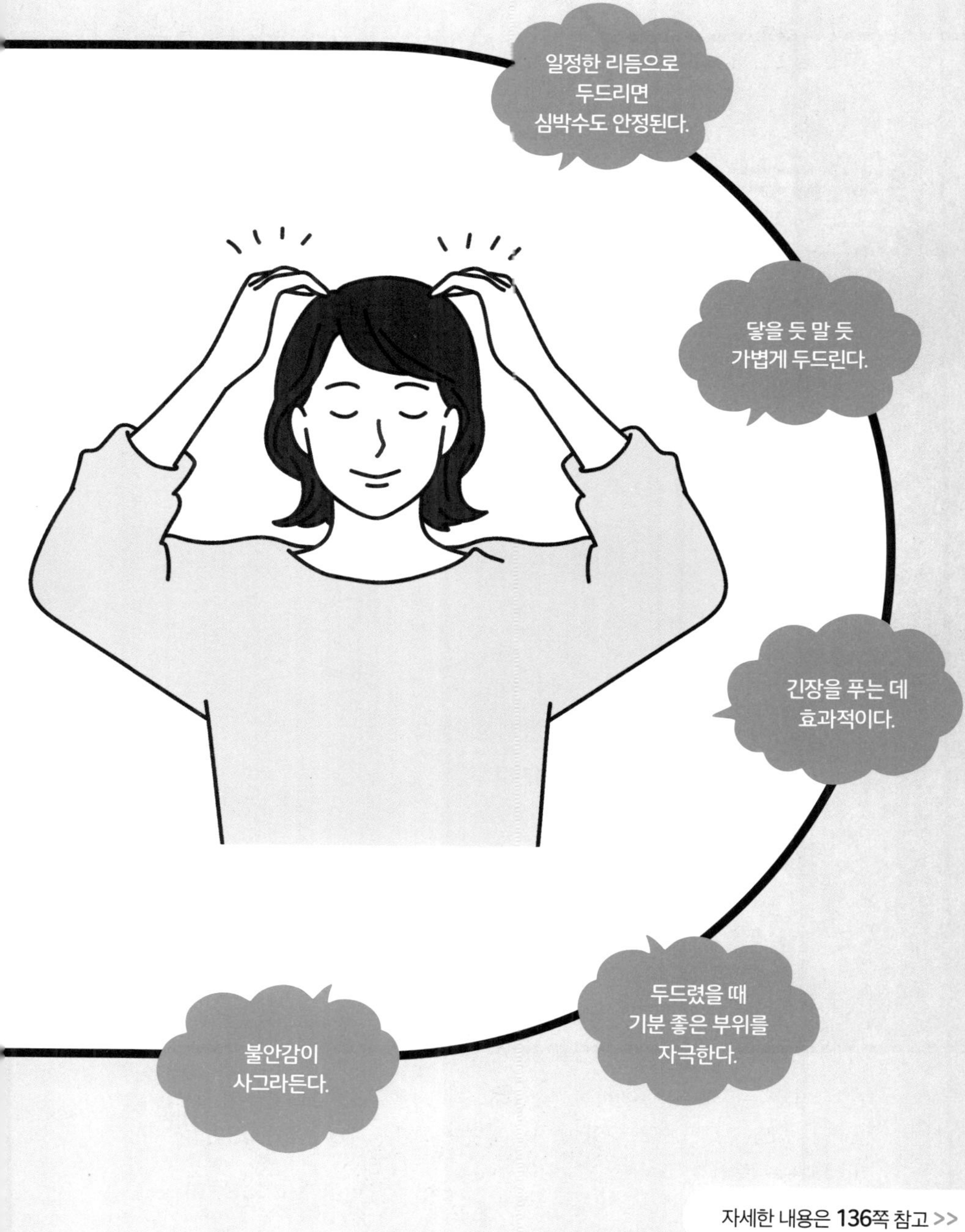

자세한 내용은 **136**쪽 참고 >>

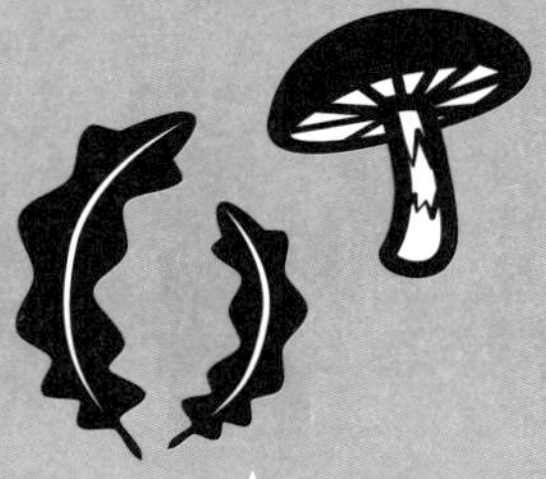

\ 자율신경에 효과 만점! /

일상에서 실천하기

하나라도 실천하면 OK!

일상에서 1주일 프로그램과 병행해서 실천하면 더 효과적인 습관을 소개하겠다.

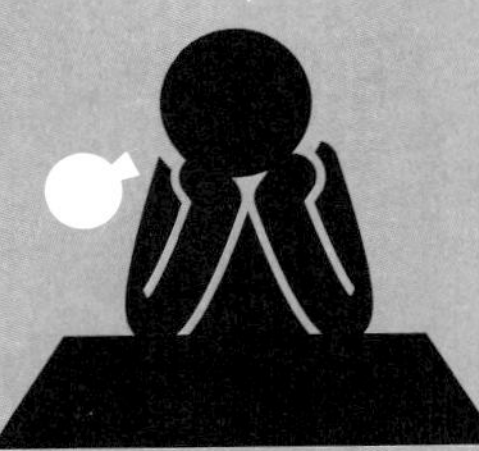

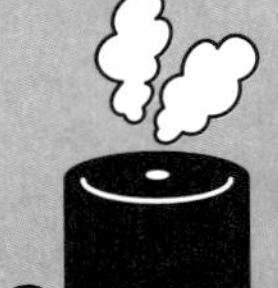

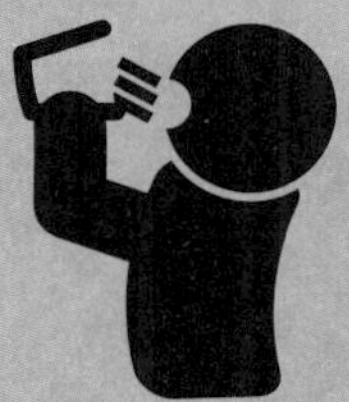

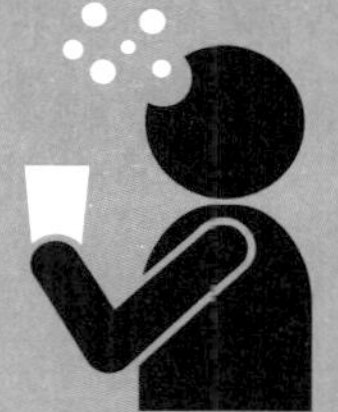

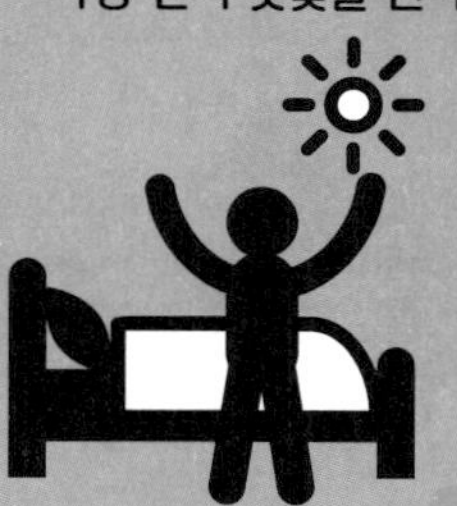

_좋은 습관 목록

모두 다 하려고 애쓰지 않아도 괜찮다. 할 수 있는 것부터 시작하자.

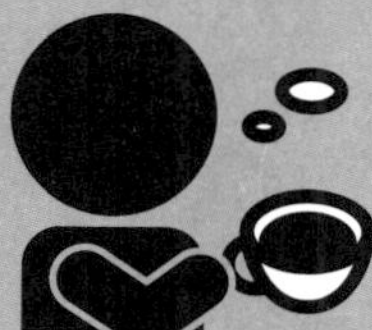

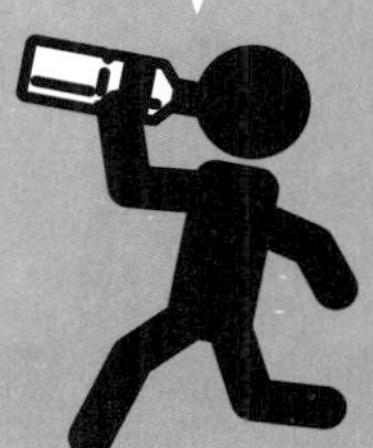

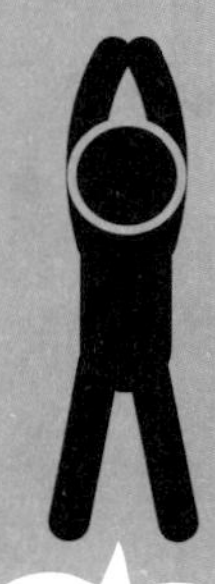

1주일 만에 자율신경이 저절로
균형을 이루는 몸이 되기 위한 하루 계획표

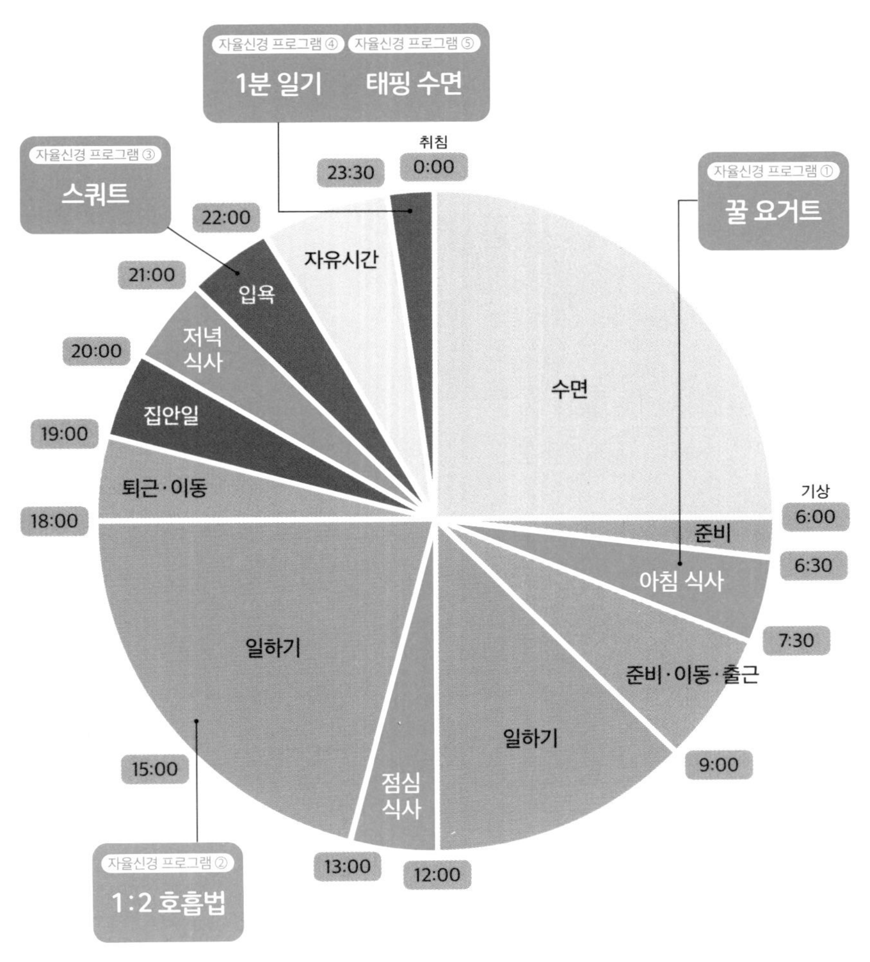

① 1시간 일찍 일어나 꿀 요거트 먹기 ② 1:2 호흡법 ③ 입욕 전 가벼운 스쿼트 ④ 스트레스 가시화 1분 일기 ⑤ 태핑 수면 / 다섯 가지 자율신경 프로그램을 실천할 시간을 정해두면 습관화하기 쉬우니 하루 계획표를 작성해보자.

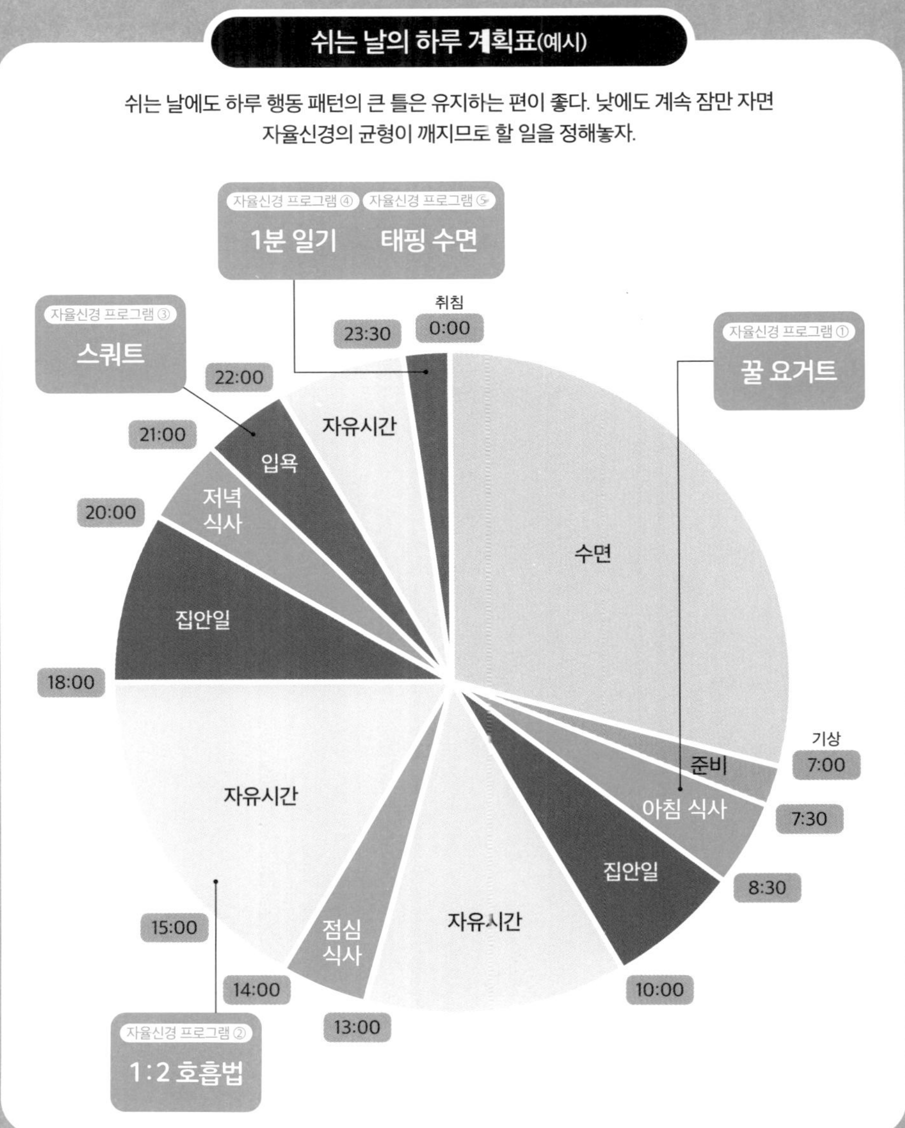

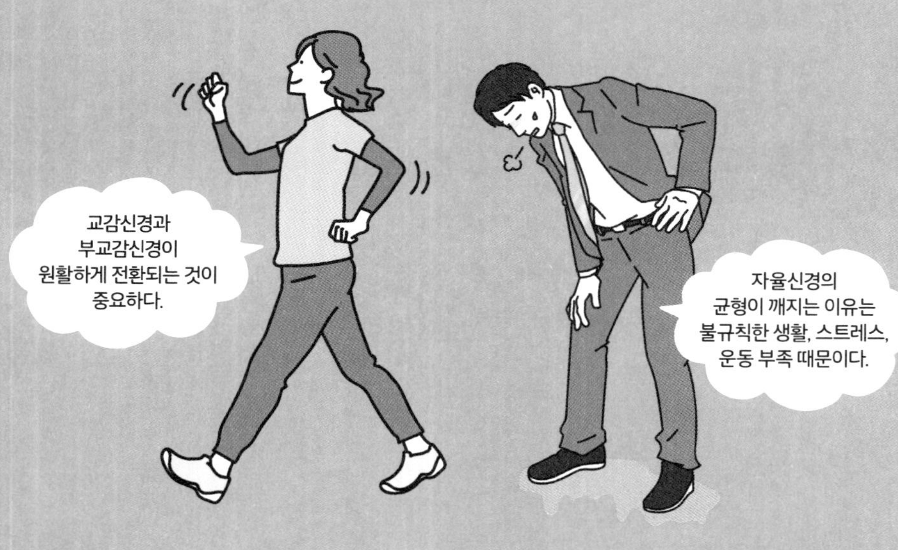
교감신경과
부교감신경이
원활하게 전환되는 것이
중요하다.
자율신경의
균형이 깨지는 이유는
불규칙한 생활, 스트레스,
운동 부족 때문이다.

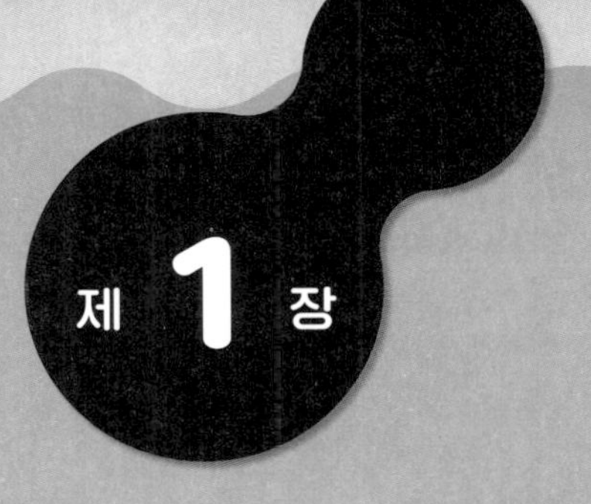

이유 없이
컨디션이 나쁘다면
자율신경 때문이다

왠지 모르게 계속 몸 상태가 안 좋다.
이유 없이 짜증 나고 불안하다.
병원에서 검사를 받아도 원인을 알 수 없는
몸과 마음의 여러 불편한 증상은
자율신경의 불균형 때문일지도 모른다.

01 컨디션 저하, 결국 자율신경 불균형 때문이다

어쩐지 기운이 없고 며칠이 지나도 피로가 풀리지 않는가? 병원에서 검사를 받아도 특별히 안 좋은 곳은 없다는 말에 만성적인 불편감을 안은 채 살아가는 사람이 적지 않다. 이러한 해결할 수 없는 불편한 증상은 '자율신경 불균형'이 원인일지도 모른다.

원인 모를 다양한 컨디션 난조

병원에서 검사를 받아도 원인을 알 수 없는 불편한 증상이 계속된다면,
자율신경 불균형이 원인일지도 모른다.

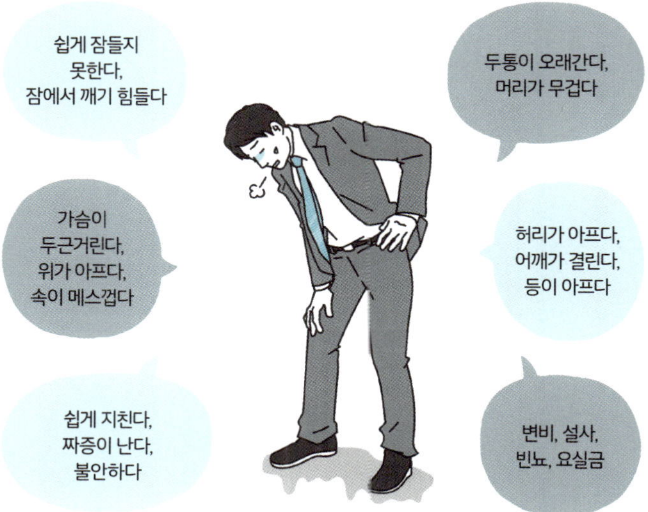

자율신경 균형이 깨지면 혈류가 나빠지고 그 상태가 오래가면
장기의 기능 저하에도 영향을 미친다. 이는 다양한 질병을 일으키는 원인이 된다.

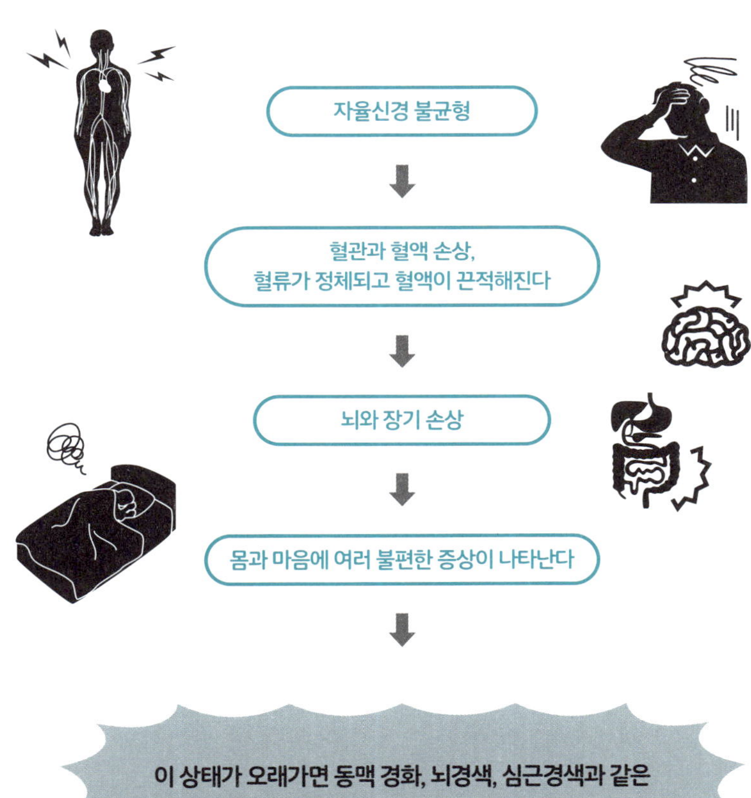

두통, 어깨 결림, 어지럼증, 두근거림, 불면증, 불안증뿐 아니라 짜증을 비롯한 부정적 기분에 이르기까지 자율신경의 균형이 깨지면 여러 불쾌한 증상이 나타난다.

그렇다면 무엇이 자율신경의 균형을 깨뜨릴까? 가장 큰 요인은 스트레스다. 인간관계에서 비롯된 정신적 스트레스뿐 아니라 수면 부족, 불규칙한 식생활, 과도한 업무에서 오는 신체적 스트레스도 마찬가지다. **시작은 사소한 스트레스였을지라도 그것이 매일 쌓이면 자율신경은 균형을 잃고 휘청거린다.**

자율신경 균형이 깨지면 우선 혈류가 나빠진다. 혈액 순환이 원활하지 않으면 두통, 어깨 결림, 나른함, 만성피로와 같은 불편감을 느끼기 시작한다. **그뿐 아니라 혈류의 악화는 장기의 기능 저하에도 영향을 미쳐 설사나 변비 같은 증상이 나타나고 피부도 푸석해진다.**

자율신경의 불균형은 정신 건강에도 영향을 미친다. **불면증, 불안증, 의욕 상실과 같은 증상은 얼핏 보면 마음의 문제 같지만, 대부분은 자율신경과 관련된 문제다.** 원인이 무엇이든 간에 증상이 가볍다고 해서 다무것도 하지 않고 방치하면 심각한 질병으로 이어질 수 있다.

신경은 외부 자극을 우리 몸의 각 기관에 전달하고 신체의 움직임과 기능을 관장한다. 신경에는 뇌에서 척수로 이어지는 중추신경과 우리 몸 안팎의 정보를 중추신경에 전달하는 말초신경이 있다. 온몸에 퍼져 있는 말초신경 중 하나를 체성신경이라 하며, 체성신경은 다시 근육을 움직이는 운동신경과 감각을 전달하는 감각신경으로 나뉜다.

자율신경도 말초신경에 속하는 신경으로 생명 유지에 필수적인 중요한 기능을 담당한다. 예를 들면 숨을 쉬고 심장을 뛰게 해 혈액을 온몸으로 보내고 소화와 흡수에 관여하고 땀을 흘려 체온을 조절한다. 자율신경은 24시간 쉬지 않고 일하는데 우리의 의지로는 조절할 수 없다. **자율신경은 몸과 마음을 활동하게 해주는 교감신경과 편안하게 해주는 부교감신경으로 나뉘는데, 두 신경이 균형을 이루는 정도에 따라 자율신경 유형을 다음의 네 가지로 분류할 수 있다.**

① 교감신경과 부교감신경이 모두 활성화된 상태

② 교감신경이 우세하고 부교감신경이 극단적으로 저하된 상태

③ 교감신경이 저하되고 부교감신경이 극단적으로 우세한 상태

④ 교감신경과 부교감신경이 모두 저하된 상태

교감신경과 부교감신경의 균형은 1 : 1일 때가 가장 이상적이므로, ①이 몸과 마음

자율신경은 의지로 조절할 수 없다

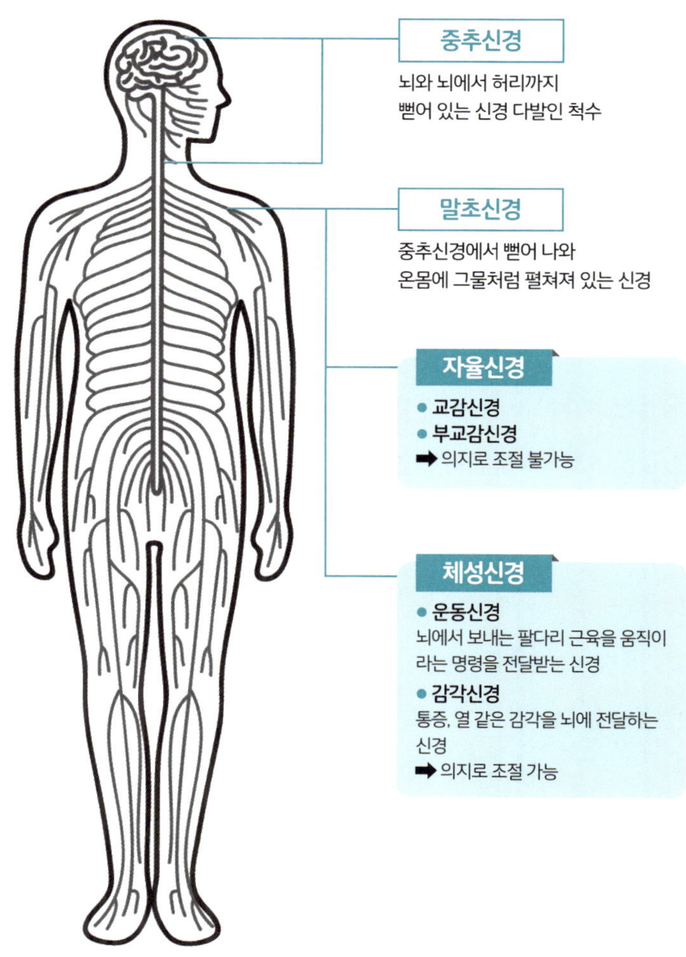

중추신경
뇌와 뇌에서 허리까지
뻗어 있는 신경 다발인 척수

말초신경
중추신경에서 뻗어 나와
온몸에 그물처럼 펼쳐져 있는 신경

자율신경
● 교감신경
● 부교감신경
➡ 의지로 조절 불가능

체성신경
● 운동신경
뇌에서 보내는 팔다리 근육을 움직이
라는 명령을 전달받는 신경
● 감각신경
통증, 열 같은 감각을 뇌에 전달하는
신경
➡ 의지로 조절 가능

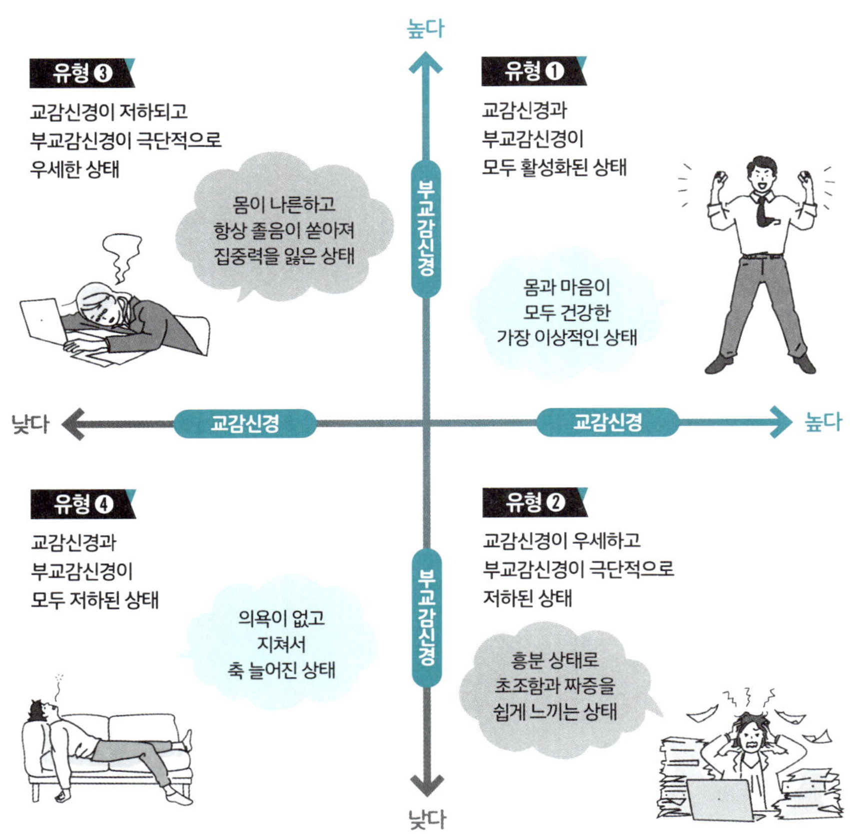

에 가장 좋은 상태다. ②, ③처럼 두 신경의 활성 정도에 극단적인 차이가 생기면 흥분 상태가 지속되어 짜증이 잦아지거나 반대로 의욕과 집중력을 잃고 우울 경향을 보인다. ④와 같이 두 신경이 모두 저하된 경우는 자율신경이 제 기능을 상실한 상태로, 매일 몸이 축 늘어지고 무기력에 빠진다.

03 자율신경은 목요일에 가장 불안정하다

필자가 소속된 준텐도대학교 연구팀에서 직장인을 대상으로 '한 주간 자율신경의 활동 추이'를 측정한 적이 있다. 그 결과 **자율신경 기능은 목요일에 가장 저하되는 것으로 나타났다.**

피로와 스트레스는 자율신경을 불안정하게 만든다. 예를 들어 업무에 치여서 불규칙한 생활을 이어가면 어떨까? 낮에는 활동하고 밤에는 잠들어야 할 '생체 시계'의 리듬이 어긋나 자율신경의 균형이 무너지거나 기능 자체가 약해진다. 그래서 보통은 월요일부터 쌓이기 시작한 피로가 금요일에 극에 달할 것으로 예상한다.

그런데 자율신경이 가장 불안정한 요일은 금요일이 아닌 목요일이다. 금요일에는 오히려 자율신경 수치가 회복된다. 다음 날이 휴일이기 때문이다. '내일은 쉰다!'라는

가장 피곤한 요일을 쉬어가는 날로 정한다

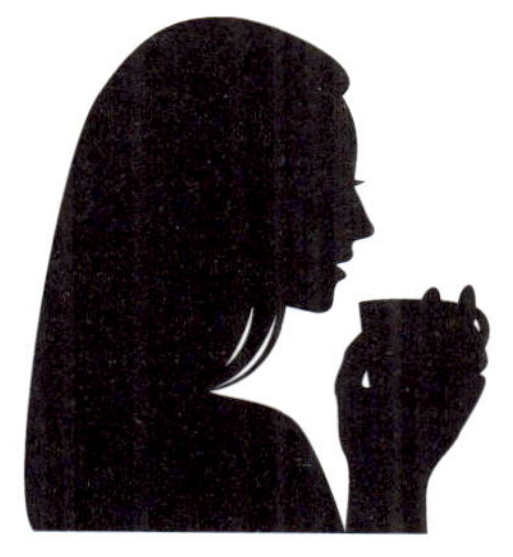

월요일부터 금요일까지 일하는 사람은 한 주의 절반이 지난 목요일에 피로와 스트레스를 가장 심하게 느끼고 자율신경의 전반적 활성도도 낮아진다. 피로를 가장 심하게 느끼는 요일을 쉬어가는 날로 정하고 그날은 일찍 퇴근하자. 퇴근 후 맛있는 음식을 먹거나 영화를 보러 가는 식으로 여유를 즐기면서 스스로에게 작은 보상을 주면 한 주를 잘 이겨낼 수 있다.

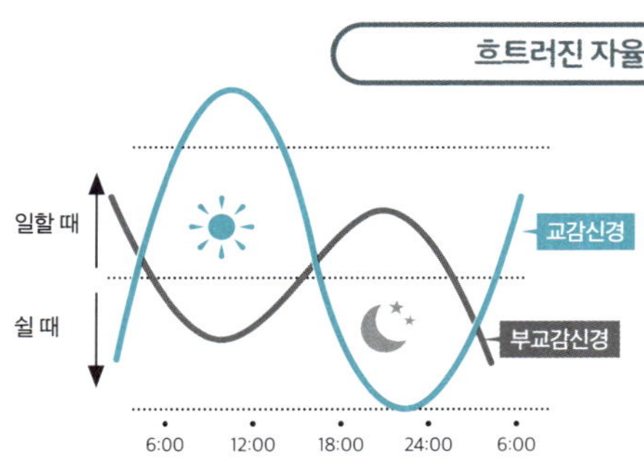

낮에는 교감신경이, 밤에는 부교감신경이 원활하게
작동하는 상태

생체 시계가 어긋나면 자율신경도 균형을 잃는다

우리 몸은 아침이 되면 눈이 떠지고 밤이 되면 졸음이 밀려온다. 이러한 신체 주기를 조절하는 생체 시계는 자율신경의 리듬과 밀접한 관련이 있다. 불규칙한 생활을 지속해 생체 시계가 정상적으로 작동하지 않으면 자율신경의 리듬도 흐트러진다.

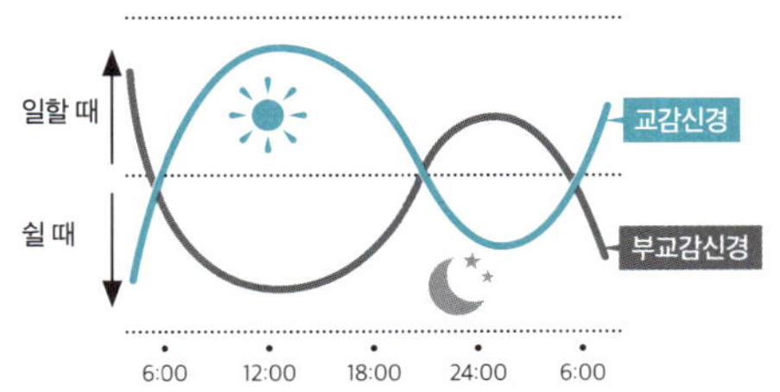

불균형 상태

교감신경이 낮 동안 지나치게 활성화되어 자율신경의 리듬이 흐트러진 상태. 부교감신경이 지나치게 활성화된 경우에도 마찬가지다.

전반적 활성도 저하 상태

자율신경의 총활동량이 낮은 상태. 무기력, 의욕 저하의 원인이 된다.

생각만으로 자율신경의 상태가 좋아지는 것이다. 즉, **생각을 조금만 달리하면 자율신경은 회복된다.**

　따라서 **자율신경의 컨디션이 가장 나쁜 목요일을 '쉬어가는 날'로 정하고 잠시 숨을 돌리자.** 하던 일을 조금 일찍 마무리하고 맛있는 음식을 먹거나 영화를 보러 가는 등 즐거운 일을 하면 좋다. 월요일이 우울한 경우에도 마찬가지다. 일요일에 기분 좋은 장소를 방문하거나 즐거운 일을 하면 자율신경이 안정되어 월요일 아침을 상쾌하게 맞이할 수 있다.

04 자율신경 균형이 깨진 상태, 자율신경실조증

교감신경과 부교감신경의 균형이 깨져 자율신경이 불안정해지면 몸과 마음에 다양한 영향을 미친다. 어지럼증, 권태감, 두통, 어깨 결림, 두근거림 같은 신체적 증상뿐 아니라 짜증이나 불안감 같은 정신적 증상도 나타나기 시작한다. 그러면 보통 우울증으로 착각하기 쉽다. 하지만 이러한 증상은 자율신경 불균형 때문에 생기는 '자율신경실조증'이다. 자율신경실조증은 정식 병명은 아니며, 자율신경의 균형이 깨져서 다양한 증상이 나타나는 '상태'를 가리킨다. 증상은 있지만 딱히 명확한 신체적 이상이 보이지 않을 때 주로 사용한다.

다만 자가진단만으로 자율신경실조증이라고 단정 짓는 것은 위험하다. 몸과 마음에 자율신경 문제로 의심되는 증상이 나타난다면 우선 병원을 찾아가자. 요즘은 **간단한 검사만 하면 수치가 바로 나와서 자율신경 기능이 정상인지 아닌지를 쉽게 알 수 있다.** 몸에 이상이 없다는 사실을 알면 마음이 안정되어 증상이 나아지기도 한다.

장기간의 코로나19 팬데믹을 지나온 지금, 스트레스성 자율신경 불균형 문제로 병원을 찾는 사례가 전보다 늘었다. **무엇보다 이상 증세를 느끼고도 방치하는 것이 가장 위험하다. 자율신경실조증이 오래가면 우울증이나 공황장애 같은 심각한 질병을 동반할 수 있기 때문이다.** 그러니 못 본 척하지 말고 정면으로 마주하자.

자율신경은 불규칙한 생활 습관 탓에 불안정해지는 경우가 대부분이다. 따라서 전문의의 조언을 바탕으로 생활 리듬만 바로잡아도 눈에 띄게 개선된다.

자율신경실조증은 어떤 식으로 진단할까?

자율신경실조증인지 아닌지는 자가진단 테스트(16쪽)로 확인할 수 있다.
만성적 증상이 계속된다면 의료기관을 방문해 검사를 받아보자.

어느 진료과를 방문해야 할까?

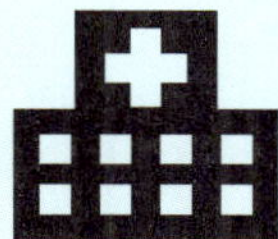

자율신경 전문 외래에서 상담받는다. 정신적 증상이
나타난다면 정신건강의학과, 두통이나 두근거림이 심
하면 내과, 허리가 아프면 정형외과와 같은 식으로 가
장 심한 증세에 맞춰서 진료과를 골라도 좋다.

어떤 검사를 할까?

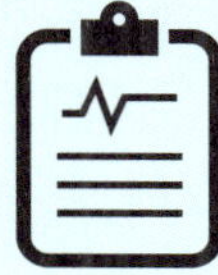

기본적으로 문진, 혈압 측정, 혈액 검사를 한다. 증상
에 따라서는 심전도나 위내시경 검사를 할 수도 있다.
검사 결과 아무런 이상이 발견되지 않으면 자율신경
실조증으로 진단한다.

어떻게 치료할까?

대부분은 일상에서 규칙적으로 생활하고 식습관을
개선하면 낫는다. 상태가 심하면 증상을 완화하는 약
을 처방하기도 한다.

자율신경 불균형은 생활 습관을 개선하면 바로잡을 수 있다!
방치하지 말고 정면으로 마주하는 것이 중요하다.

05 우리 몸의 활동을 돕는, 교감신경

앞서 자율신경에는 교감신경과 부교감신경이 있다고 설명했다. 먼저 액셀(액셀러레이터) 역할을 맡은 교감신경에 대해 자세히 살펴보자.

교감신경은 낮 동안 우세해지는 자율신경이다. 일이나 공부를 위해 집중력을 끌어올리거나 다른 사람과 소통할 때처럼 몸과 마음이 적극적으로 활동하는 동안 활성화된다. 또한 교감신경은 긴장하거나 스트레스를 받을 때도 급격히 활성화된다. 스트레스가 극심한 현대 사회에서는 교감신경이 자주 우세해진다. 액셀 페달을 꾹 밟고 계속 달리는 상황이나 마찬가지이므로 자율신경은 불안정해질 수밖에 없다.

교감신경이 우세하면 혈관이 수축해 심박수와 혈압이 높아진다. 호흡도 빨라져 몸과 마음이 흥분 상태가 된다. 그래서 교감신경이 지나치게 활성화되거나 우세한 상태가 오래 지속되면 혈압이 높아지고 혈류가 정체되어 컨디션이 나빠진다.

반면 교감신경의 기능이 약해지면 권태감이 들고 집중력이 떨어진다. 활발하게 활동하기 위해서는 반드시 교감신경의 도움이 필요하다. **교감신경은 낮에는 활발하고 밤에는 약해지는 것이 이상적이다. 따라서 낮에는 활동적으로 움직여 교감신경을 활성화하고 밤에는 긴장을 풀어 되도록 교감신경을 자극하지 않는 편이 좋다.** 교감신경이 밤에도 우세하면 수면을 방해해 생활 리듬이 무너지고 그 결과 자율신경의 균형도 깨진다.

교감신경

자동차에 비유하자면, 교감신경은 액셀에 해당한다. 낮에 활발해져 우리 몸에 활동력을 불어넣는다. 교감신경은 몸과 마음을 긴장시키고 흥분 상태로 만든다.

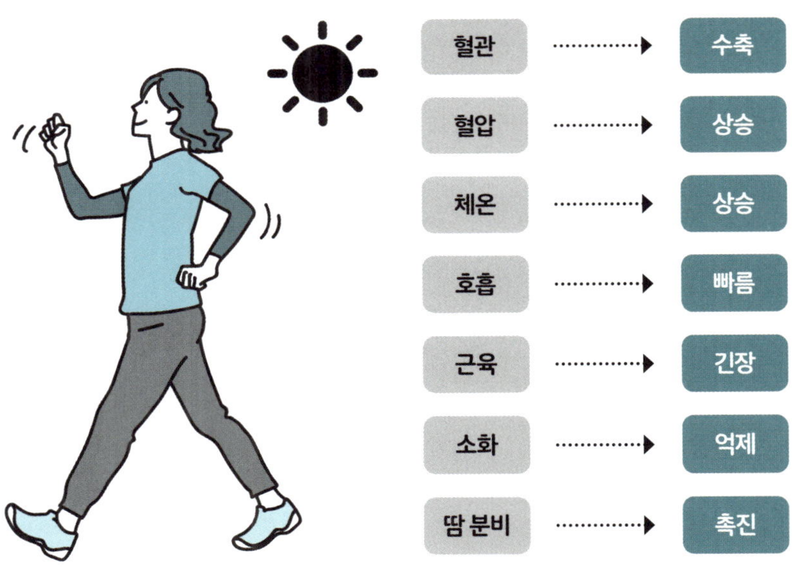

교감신경을 활성화하는 행동

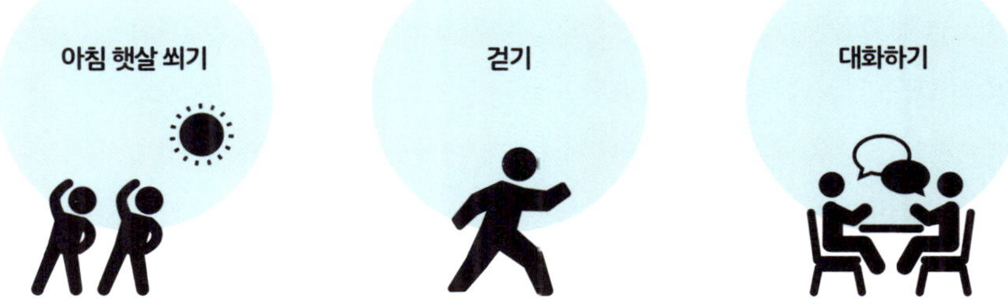

06 우리 몸의 휴식을 돕는, 부교감신경

교감신경과 짝을 이루는 자율신경이 바로 부교감신경이다. 교감신경이 액셀이라면 부교감신경은 브레이크에 해당한다.

부교감신경은 몸과 마음이 편안한 상태일 때 우세해진다. 예를 들자면 느긋하게 욕조에 몸을 담그거나 심호흡을 하거나 조용히 음악을 들을 때 우리는 편안함을 느낀다. **긴장이 풀리면 부교감신경이 활성화되어 혈관이 확장되고 혈류가 원활해진다. 심박수와 혈압도 낮아져 몸이 휴식 상태로 들어간다.**

보통 부교감신경은 밤이 되면 우세해지고, 몸과 마음의 긴장을 풀어 자연스러운 잠을 유도한다. 그런데 낮 동안 스트레스를 심하게 받으면 교감신경이 지나치게 활성화되어 밤이 되어도 부교감신경이 힘을 쓰지 못한다. 그러면 쉽게 잠들지 못하거나 잠이 얕게 들어 수면에 문제가 생긴다. **부교감신경이 우세하면 면역 기능이 정상적으로 작동해 면역력도 높아진다.** 이런 이유 때문에 부교감신경의 활성화는 매우 중요하다.

물론 **부교감신경만 일방적으로 우세한 상태가 지속될 때도 골치 아픈 증상은 나타난다. 쉽게 피로감을 느끼고 자주 졸리고 무기력해질 뿐 아니라 알레르기 반응도 잘 일어난다.** 교감신경과 부교감신경은 균형이 중요하다. 그런데 다양한 요인이 두 신경의 균형을 수시로 무너뜨린다. 뒤에서는 교감신경과 부교감신경의 균형이 무너지면 어떠한 증상이 나타나는지 함께 살펴보자.

밤에 활발해지는 부교감신경

부교감신경

자동차에 비유하자면 부교감신경은 브레이크에 해당한다. 밤에 활발해져 우리 몸의 긴장을 풀어준다. 부교감신경이 우세하면 몸과 마음이 안정된다.

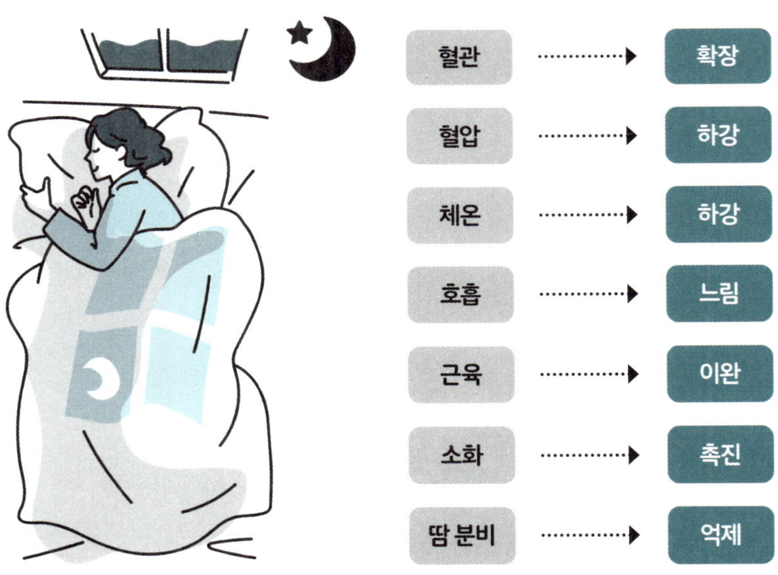

부교감신경을 활성화하는 행동

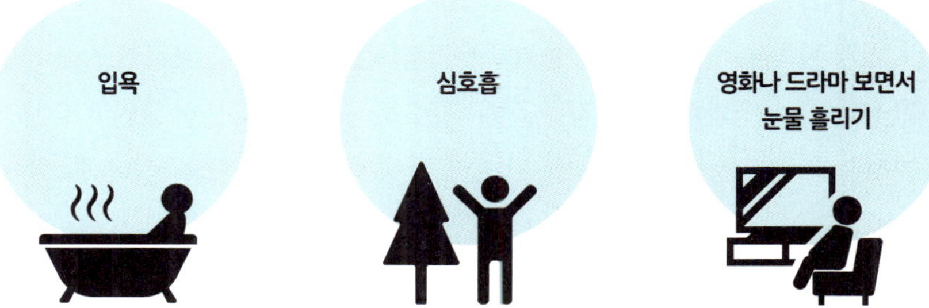

자율신경 트러블 증상 ①
: 통증

서로 반대되게 작용하는 교감신경과 부교감신경은 어느 한쪽이 우위를 차지하기보다는 1 : 1로 균형을 이루어야 가장 좋다(42쪽). **두 신경의 균형이 무너져 교감신경 쪽으로 기울면 불쾌한 증상이 나타나기 시작한다.** 그러한 증상 중 하나가 '통증'이다. 언뜻 생각하면 자율신경과 통증은 연결고리가 없어 보이는데, 어떠한 원리로 통증이 생기는 것일까?

　문제의 발단은 **짜증이나 긴장을 동반한 스트레스에서 시작된다.** 스트레스를 받으

자율신경 트러블 증상: 통증

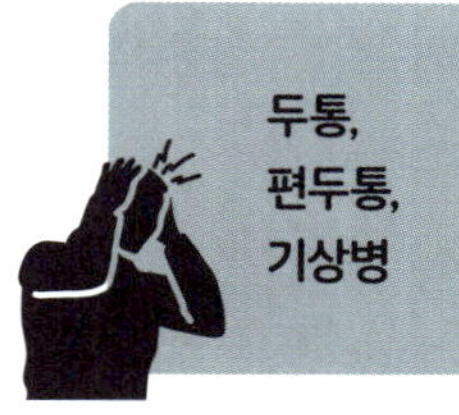

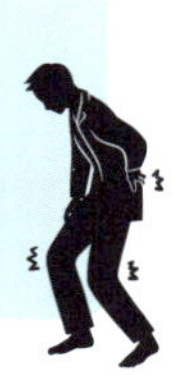

어깨 결림,
목 통증

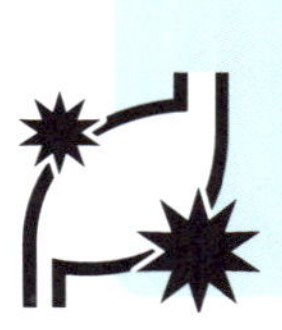

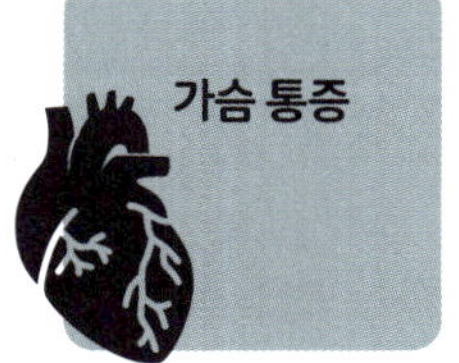

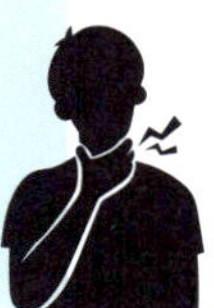

통증은 왜 생길까?

교감신경이 우세한 상태가 지속되면 혈액 순환이 잘되지 않는다. 혈액 순환이 원활하지 않으면 우리 몸에 통증이 나타난다. 그러면 교감신경이 한층 우세해져 악순환이 반복된다.

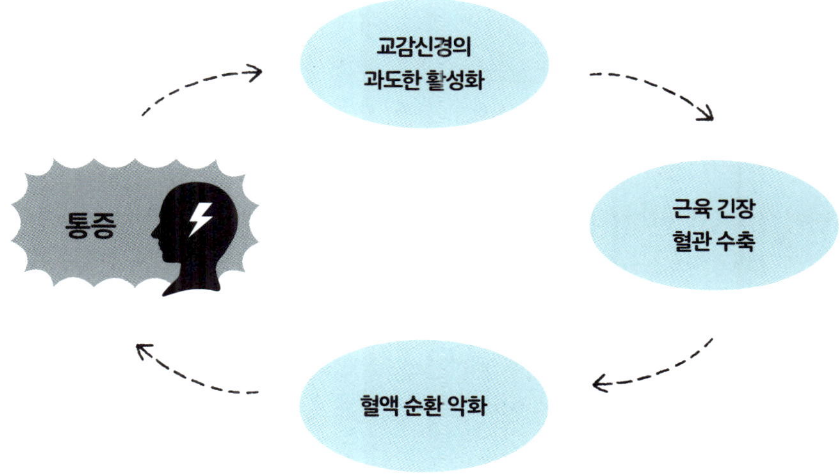

원인 모를 통증은 걱정거리 때문일지도?

병원에 가도 낫지 않는 원인 모를 허리 통증, 어깨 결림, 두통은 걱정거리나 스트레스로 인한 자율신경의 불균형 때문일지도 모른다. 의식적으로 긴장을 풀려고 노력하자. 걱정거리가 사라지자마자 통증이 낫기도 한다.

면 교감신경이 활성화되어 혈관이 수축하고 혈류가 나빠진다. 일시적이라면 괜찮지만 긴장 상태가 오래 지속되면, 교감신경이 계속 우위를 차지하여 저녁부터 밤에 걸쳐 활성화되어야 할 부교감신경이 제 역할을 하지 못한다. 결국 혈관이 수축한 상태로 장시간 혈류가 정체된다. 그러면 몸에 산소와 영양소가 충분히 공급되지 않아 근육이 뭉치고 어깨 결림, 허리 통증, 두통, 관절통과 같은 통증이 생긴다.

부교감신경은 음식물의 소화를 돕는 역할도 한다. 따라서 부교감신경의 기능이 저하되면 소화불량이 생겨 위통을 일으킬 수 있다.

만약 병원에 가도 원인을 알 수 없는 만성적인 통증에 시달린다면, 스트레스 때문에 자율신경의 균형이 깨진 탓일지도 모른다. 이럴 때 느긋하게 욕조에 몸을 담그고 몸과 마음의 긴장을 풀어주면 통증이 저절로 사라지기도 한다.

08

자율신경 트러블 증상 ②
: 불쾌감

자율신경 불균형 때문에 생기는 증상은 통증 이외에도 다양하다. 자율신경은 소화와 흡수, 호흡, 심박수, 혈압까지 제어하기 때문이다. 그래서 자율신경이 정상적으로 작동하지 않으면 몸과 마음에 온갖 불쾌한 증상이 나타난다.

예를 들어 긴장하거나 스트레스를 받으면 교감신경이 지나치게 활성화되어 혈압과 심박수가 오르고 호흡이 얕아진다. 그러면 **심장이 두근거리고 숨 가쁜 증상**이 나타난다. **이 상태가 오래가거나 심해지면 과호흡을 일으킬 수 있으므로 주의해야 한다.** 이

자율신경 트러블 증상: 불쾌감

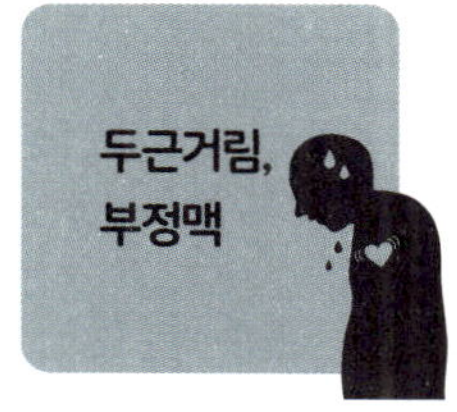

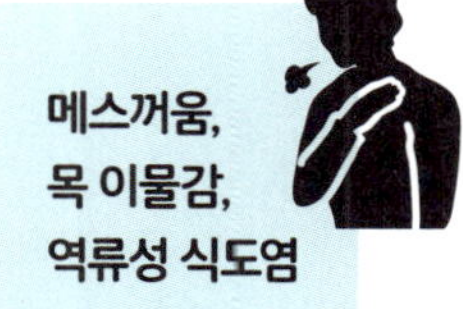

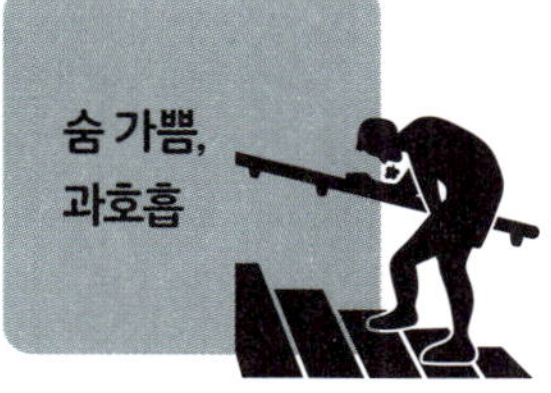

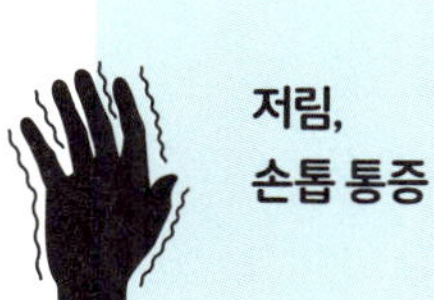

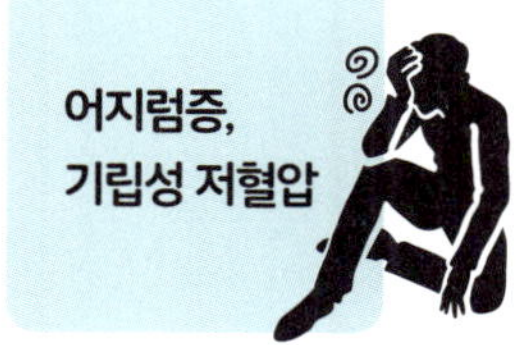

교감신경과 부교감신경의 균형이 무너지면 몸과 마음의 컨디션이 나빠진다. 두 신경이 교대로 우위를 차지하면서 균형을 유지하게 만드는 것이 중요하다.

교감신경과 부교감신경의 전환이 원활하게 이루어져야 한다

액셀(교감신경)이든 브레이크(부교감신경)든 어느 한쪽만 계속 밟아대는 것은 위험하다. 속도 변화가 적은 안전 운전을 목표로 중간중간 적절히 휴식을 취하면서 가자.

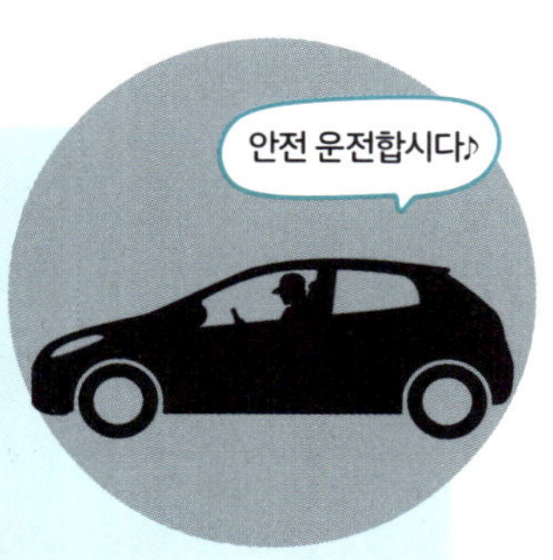

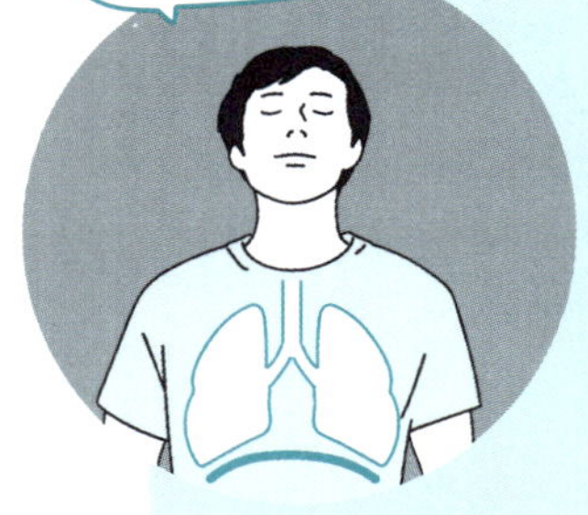

어디서든 간단히 할 수 있는 심호흡이 효과적이다

심호흡은 교감신경에서 부교감신경으로 전환하는 가장 간단하고도 효과적인 방법이다. 심호흡할 때는 일정한 리듬으로 숨을 깊게 들이마시고 깊게 내쉬는 것이 중요하다.

자세한 방법은 **123**쪽 참고

럴 때는 숨을 깊게 들이마셨다가 천천히 내쉬는 방법으로 부교감신경을 깨워서 호흡을 가라앉히자.

통증이 발생하는 원리와 마찬가지로, **자율신경의 균형이 깨져서 혈류가 나빠지면 어지럼증과 저린 증상이 나타난다.** 어지럼증은 뇌의 혈류 악화가 원인인데, 여성은 자율신경이 불안정하면 호르몬 균형이 무너져 어지러움을 느끼기도 한다. 한편 저린 증상은 혈류가 정체되기 쉬운 손끝이나 발끝에서 주로 나타난다.

자율신경은 우리 몸의 체온도 조절한다. 그래서 자율신경 균형이 깨지면 체온 조절 기능에 문제가 생긴다. 그래서 극심한 추위를 느끼거나 반대로 열이 오르고 얼굴이 붉어진다.

다만 두근거림, 숨 가쁨, 어지럼증, 저림, 냉증, 열감 같은 증상은 자율신경의 불균형 이외에 다른 질병 때문에도 생길 수 있다. 우선은 병원에서 진찰을 받고 원인을 찾는 것이 중요하다.

09

자율신경 트러블 증상 ③
: 배변·배뇨 문제

불안하거나 긴장하면 갑자기 배가 아프다. 스트레스가 지속되면 설사나 변비에 시달린다. 많은 사람이 겪는 이러한 증상을 보면, 장과 마음이 이어져 있는 것 같다는 생각이 들게 마련이다.

실제로 장과 마음(＝뇌)은 자율신경을 통해 서로 영향을 주고받는다. 의학에서는 이를 장뇌축(gut-brain axis)이라고 부른다. 그래서 자율신경이 불안정하면 장에도 문제가 생기고 반대로 장 건강이 나쁘면 자율신경도 불안정해진다. 예시로 든 갑작스러

자율신경 트러블 증상: 배변·배뇨 문제

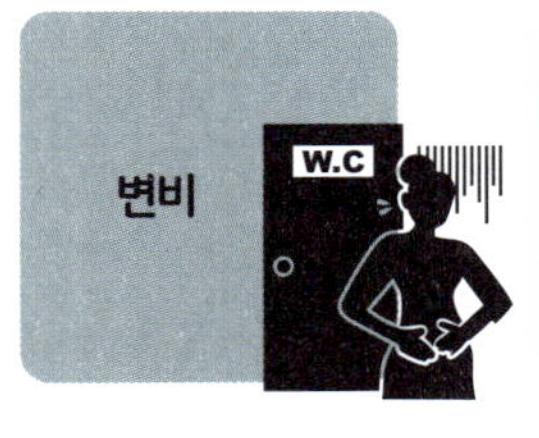

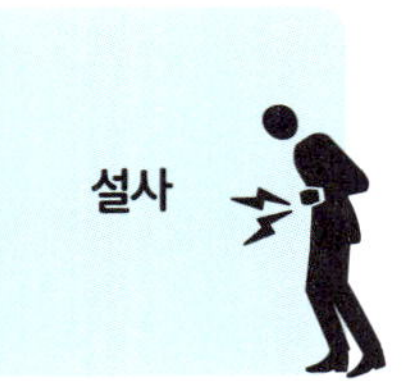

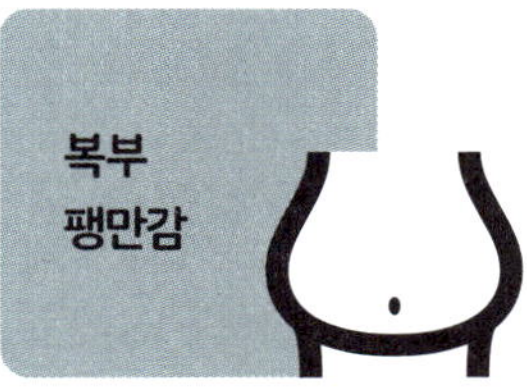

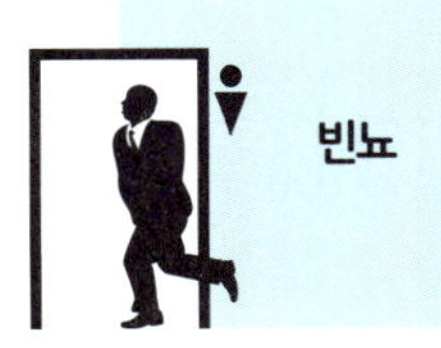

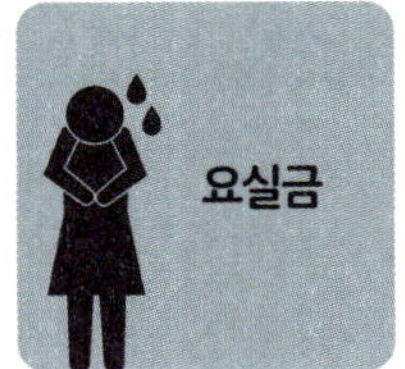

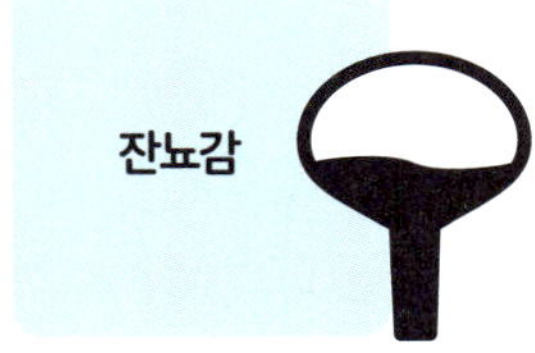

자율신경이 불안정하면 배변과 배뇨 조절에도 어려움이 생긴다

장과 항문, 방광도 자율신경이 제어한다. 교감신경과 부교감신경 중
어느 한쪽만 우세하면 배변과 배뇨 조절에 어려움이 생긴다.

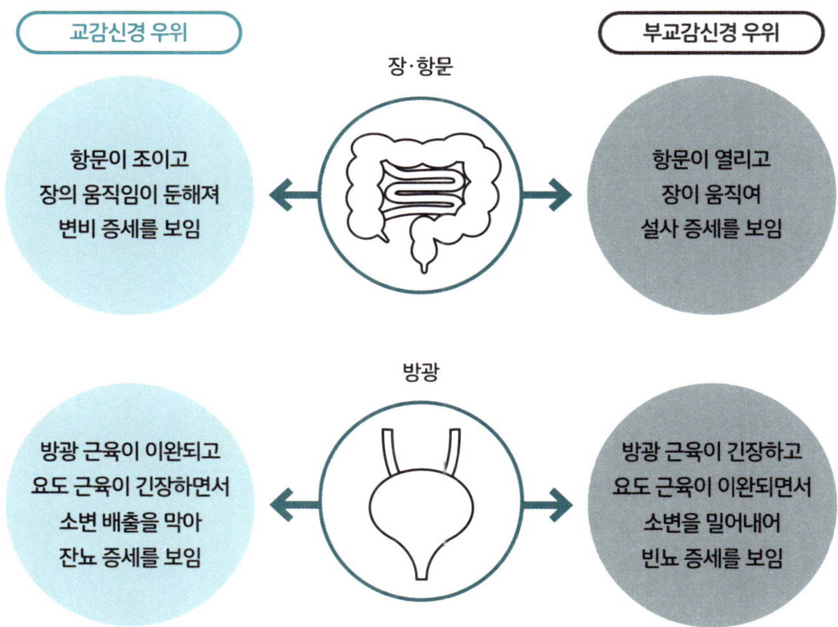

운 복통, 스트레스로 인한 설사나 변비가 바로 그 증거다. **오랜 기간 설사와 복통이 계속되는 과민성 대장 증후군(IBS)에도 자율신경이 관여한다고 알려져 있다.** 스트레스를 받으면 부교감신경의 기능이 약해져 소화와 배변이 원활하지 않은 것이 주요한 원인이다.

장과 뇌, 그리고 자율신경은 밀접하게 연결되어 있으므로 장이 건강하면 자율신경도 저절로 안정된다. 장에서 소화·흡수한 영양분이 녹아든 양질의 혈액이 온몸을 돌

기 때문이다. 그래서 장이 건강하면 혈류가 개선되고 그 결과 자율신경도 균형을 이룬다.

　또한 자율신경은 배뇨 문제에도 영향을 미친다. 자율신경의 균형이 깨지면 요의를 적절히 조절하기 어려워 빈뇨나 요실금 증상이 나타난다. **빈뇨는 대부분 명확한 원인을 알아내기 어려우며, 정신 혹은 심리적 요인에 따른 증상으로 진단한다. 이런 경우에는 자율신경의 균형을 되돌리는 것이 증상을 개선하는 지름길이다.**

10

자율신경 트러블 증상 ④
: 정신 건강 문제

정신 건강은 특히 자율신경에 큰 영향을 미친다. 우리의 기분은 매일 자율신경의 균형에 따라 변화한다고 해도 과언이 아니다.

예를 들어 **스트레스를 받아 교감신경이 우세한 상태가 지속되면 신경이 흥분하여 쉽게 짜증과 초조함을 느낀다.** 밤이 되어도 교감신경이 우위를 차지한 채로 부교감신경과 교대가 이루어지지 않으면, 몸과 마음의 긴장이 풀리지 않는다. 그러면 쉽게 잠들지 못하거나 얕은 잠을 자는 등 불면증 증세가 나타난다.

자율신경 트러블 증상: 정신 건강 문제

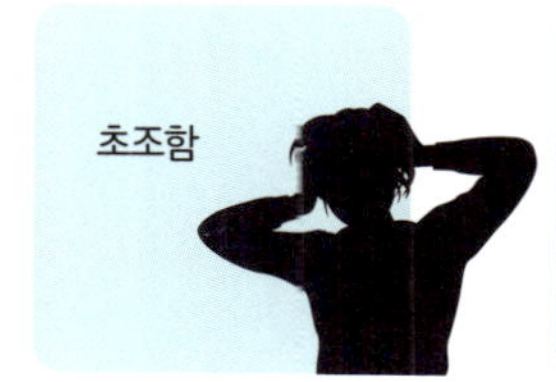

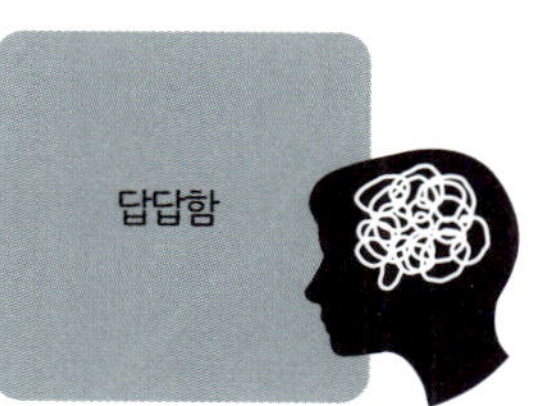

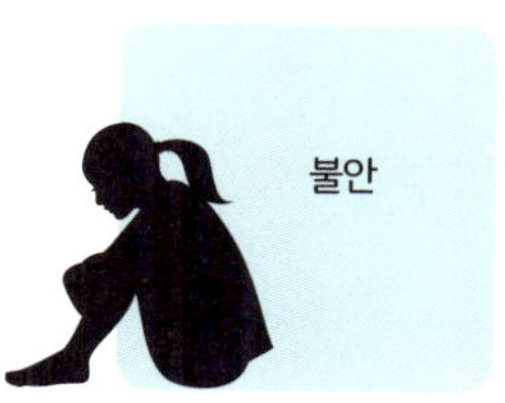

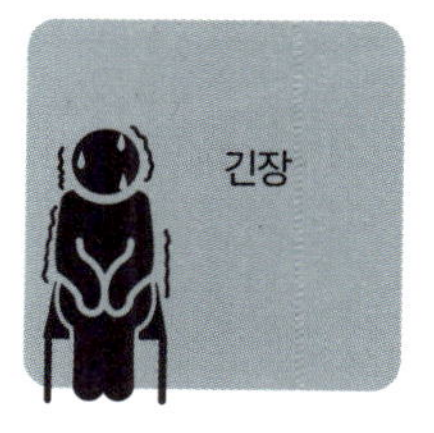

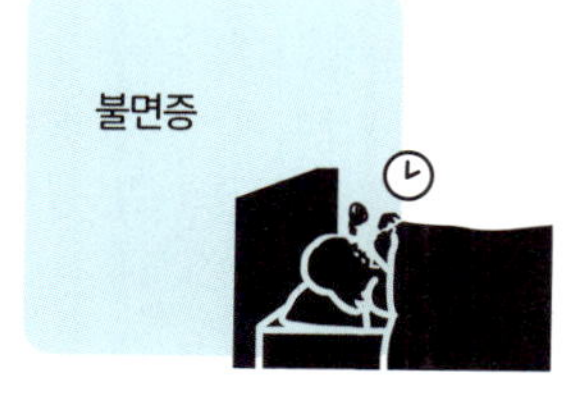

교감신경과 부교감신경 중 어느 한쪽만 극단적으로 우세하거나
둘 다 저하된 상태가 지속되면 정신 건강에 악영향을 미친다.

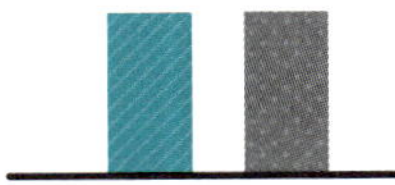

몸과 마음이 안정되어
스트레스에도 강하다.

흥분·긴장 상태로
오래 지속되면
몸과 마음이 피로해진다.

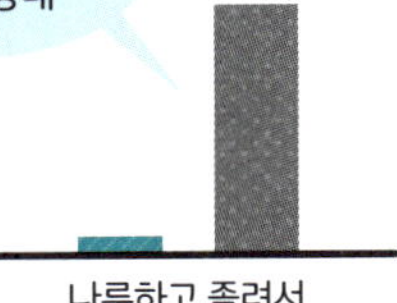

나른하고 졸려서
의욕이 생기지 않는다.
오래 지속되면
우울감을 유발한다.

활동량이 현저히 저하되고
몸과 마음이
극도의 피로감을 느낀다.

증상을 더 악화하는 사이버 건강염려증에 주의하자!

사이버 건강염려증은 인터넷이나 텔레비전에서 접한 건강
정보를 맹신하여 생기는 마음의 병이다. 검색 결과로 나온
정보를 보고 자신이 병에 걸렸다고 믿으며, 심하면 실제로
몸에 증상이 나타나기도 한다. 불확실한 정보에 휘둘려 괴
로워하지 말고 용기 내서 병원을 찾아가 검사를 받자.

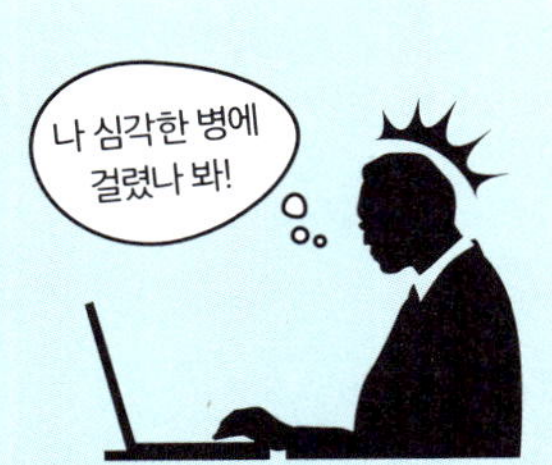

교감신경은 잠잠하고 부교감신경만 활발해도 문제다. **부교감신경이 지나치게 활성화되면 수시로 졸음과 나른함이 몰려와 매사에 집중하지 못한다. 이러한 상태가 오래가면 우울감에 빠지고 심하면 우울증으로 발전할 수도 있다.**

반대로 우울하면 자율신경에 문제가 생기기도 한다. 최근에 흔한 '사이버 건강염려증'도 그중 하나다. 사이버 건강염려증이란 몸의 이상 증세를 인터넷에서 검색해보고 암 같은 심각한 질병에 걸렸다고 믿어버리는 마음의 병이다. 극도의 불안감이 자율신경의 균형을 깨뜨리고 심하면 실제로 몸에 통증을 느끼기도 한다. 사실 **병원을 찾는 환자 가운데 특정 질병으로 진단받는 경우는 고작 10퍼센트에 불과하다. 90퍼센트는 특정한 질병으로 진단할 수 없는 컨디션 난조다.** 이상 증세가 있어 건강이 염려된다면 병원을 찾아가 마음의 평안을 얻는 편이 건설적이다. 만에 하나 병으로 진단받는다 해도 조기에 치료하면 될 일이다.

11 자율신경 균형을 무너뜨리는 세 가지 요인

자율신경의 균형을 무너뜨리는 요인은 크게 **스트레스, 운동 부족, 불규칙한 생활,** 세 가지로 나뉜다. 반대로 생각하면 **이 세 가지만 피하면 자율신경이 안정되어 몸과 마음의 건강을 유지할 수 있다.** 그렇다면 구체적으로 어떻게 해야 하는지 하나씩 살펴보자.

우선은 스트레스다. 스트레스가 심하면 교감신경이 지나치게 활성화되어 자율신경의 균형이 무너진다. 하지만 스트레스를 완전히 없애는 것은 불가능하다. 따라서 스트레스 관리에 신경 써야 한다. **스트레스가 쌓였을 때는 휴식을 취하거나 취미 활동을 하면서 기분 전환을 꾀하는 식으로 스트레스와 원만히 지내는 것이 중요하다.**

다음으로 운동 부족 문제를 살펴보자. 여기서 말하는 운동은 결코 격렬하고 힘든 운동을 의미하는 것이 아니다. 일하느라 책상 앞에 앉아서 보내는 시간이 길고 대부분 자동차로 이동하여 일상에서 몸을 거의 움직이지 않는다면, 운동 부족으로 본다. **걷기 같은 가벼운 운동이라도 좋으니 매일 몸을 움직이는 습관을 들이자.** 스트레칭도 혈류 개선에 도움이 되니 추천한다.

마지막 세 번째 요인은 불규칙한 생활이다. 아침에 일어나는 시간이 들쑥날쑥하거나 밤늦게까지 깨어 있는 편이라면 생활 리듬이 흐트러져 교감신경과 부교감신경의 전환이 원활하게 이루어지지 않는다. 따라서 **일찍 자고 일찍 일어나는 것과 하루 세 끼를 규칙적으로 먹는 습관이 중요하다.** 이를 염두에 두고 실천하면 생활 리듬이 바로잡혀 사소한 일로는 자율신경의 균형이 무너지지 않는다.

자율신경은 자신의 의지로 조절할 수 없다. 하지만 생활 습관을 바로잡으면
자율신경 불균형 문제를 간접적으로 예방할 수 있다.

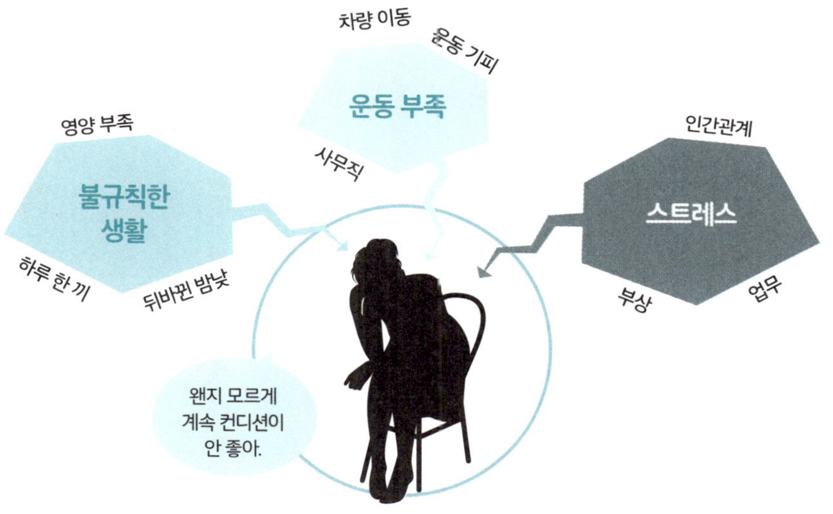

**자율신경의 균형을 바로잡으려면
규칙적인 생활·적절한 운동·스트레스 관리의
측면에서 접근하는 것이 효과적이다!**

규칙적인 생활

일찍 자고 일찍 일어나기, 균형 잡힌 식사하기, 하루 세끼 규칙적으로 먹기를 실천하면서 생활 리듬만 바로잡아도 자율신경은 안정된다.

적절한 운동

혈류를 촉진하는 간단한 운동이면 된다. 스쿼트, 걷기, 스트레칭처럼 가벼운 운동만으로도 충분한 효과를 볼 수 있다. 지나치게 강도 높은 운동은 교감신경을 자극하니 주의하자.

스트레스 관리

안타깝게도 스트레스를 피하기는 어려우니, 스트레스와 원만히 지내는 요령을 터득해야 한다. 의식적으로 몸과 마음의 긴장을 풀어주는 것이 중요하다.

12

스트레스, 1순위를 해결하면 나머지는 대수롭지 않다

자율신경 균형을 깨뜨리는 가장 큰 요인이 바로 스트레스다. **스트레스와 원만히 지내려면 스트레스를 드러내야 한다. 즉, '스트레스의 가시화'가 필요하다.** 우리는 스트레스의 원인을 되도록 다시 떠올리지 않으려고 애쓴다. 그래서 평소에는 못 본 척하고 마음 깊숙이 꼭꼭 감춰둔다. 하지만 그런 식으로 계속 덮어두면 스트레스는 한층 성가신 일로 발전한다.

스트레스를 가시화하는 방법에는 순서가 있다. 우선 지금 느끼는 스트레스를 강도가 높은 순으로 종이에 10가지만 적어보자. 그런 다음 1순위 스트레스를 들여다보자. 아마 1순위에 비하면 나머지 9가지는 대수롭지 않아 보일 것이다. **실은 자신을 정말 힘들게 하는 스트레스는 1순위에 해당하는 스트레스뿐이다. 다시 말해 스트레스의 90퍼센트는 이미 해결된 것이나 마찬가지다.**

그렇다면 1순위 스트레스에는 어떻게 대처해야 할까? 간단하다. 해결 방법을 세 가지만 떠올려 보자. 해결 방법을 알면 더는 고민할 필요가 없다. 셋 중 하나로 해결하는 것 외에 다른 방법이 없기 때문이다.

스트레스는 숨기면 오히려 불안감이 커지고 정체를 알 수 없는 두려움이 덮쳐 온다. 하지만 **눈에 보이는 형태로 만들면 의외로 대수롭지 않게 다가온다. 이처럼 생각을 전환하면 스트레스를 대수롭지 않은 일로 만들 수 있다.**

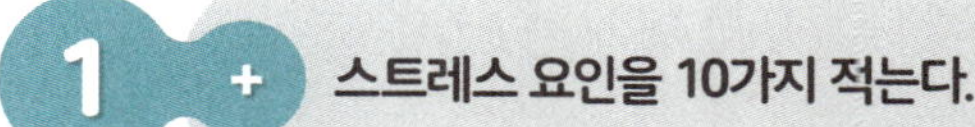

인간관계, 업무, 질병을 비롯한 다양한 스트레스 요인 중 자신에게 해당하는 사항을
종이에 적어보자. 10가지를 꼭 다 적을 필요는 없으니 떠오르는 만큼만 적는다.

1 + 스트레스 요인을 10가지 적는다.

2 + 가장 힘든 일부터 순위를 정한다.

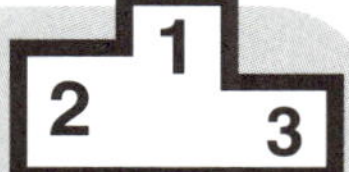

3 + 1순위 스트레스의 해결 방법을
세 가지 떠올려 보고 가능하다면 실행에 옮긴다.

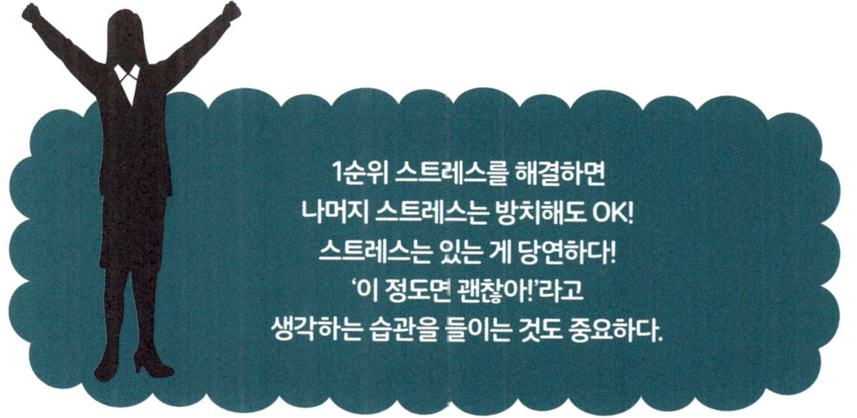

13

자율신경실조증과 우울증,
비슷하지만 다르다

앞서 언급했듯이 자율신경실조증은 정신적 증상을 동반한다. 짜증, 불안감, 권태감, 불면증, 식욕부진과 같은 증상은 우울증일 때도 비슷하게 나타나므로 두 질환은 혼동되기 쉽다. 하지만 자율신경실조증과 우울증은 전혀 다른 병이다.

자율신경실조증은 스트레스 같은 요인 때문에 자율신경의 균형이 깨져서 생기는 온갖 증상을 가리킨다(44쪽). 반면 **우울증은 뇌 신경전달물질인 세로토닌이나 도파민이 부족해서 생기는 질환이다.** 세로토닌은 행복감을 주고 도파민은 의욕을 불어넣거나 집중력을 끌어올린다. 그래서 세로토닌과 도파민이 부족하면 우울감이 심해진다.

다만 **우울증일 때도 자율신경은 불안정해진다. 우울증 환자의 자율신경을 검사하면 대부분 부교감신경이 압도적으로 우세하고 교감신경은 거의 활동하지 않는다.** 액셀이 제대로 작동하지 않고 브레이크만 강하게 걸린 상태나 마찬가지이므로 기분이 가라앉고 무기력해지는 것은 당연하다.

공황장애도 자율신경실조증과 혼동하기 쉬운 질환이다. 공황장애일 때는 부교감신경이 작동하지 않고 교감신경이 극단적으로 활성화된다. 즉, 브레이크가 말을 듣지 않는데 액셀을 끝까지 꾹 밟고 달리는 상태나 마찬가지다. 이처럼 **우울증과 공황장애는 모두 자율신경 문제를 동반한다. 그래서 자율신경 균형이 깨진 상태가 오래 지속되면 우울증 같은 마음의 병으로 발전할 우려가 있다.**

자율신경실조증

자율신경의 불균형 때문에 생기는 여러 증상을 가리키며 정식 병명은 아니다.

주요 증상

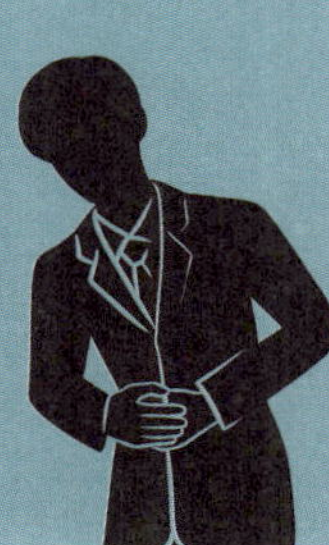

- 두통
- 허리 통증
- 두근거림
- 냉증
- 불면증
- 나른함
- 어지럼증

우울증

뇌 신경전달물질 분비에 이상이 생겨 나타나는 마음의 병이다.

주요 증상

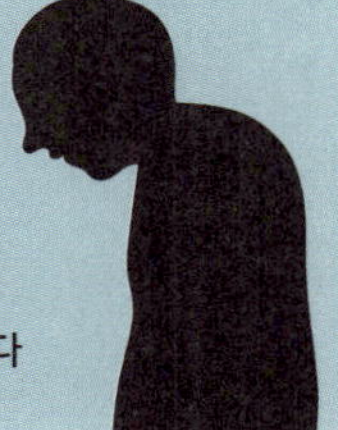

- 매사에 흥미를 느끼지 못한다
- 불안감이나 절망감을 느낀다
- 자책한다
- 자살 충동이 든다
- 자율신경실조증과 비슷한 증상이 나타난다

자율신경실조증은 증상이고 **우울증은 질병**으로, 비슷하지만 다르다. 자율신경 불균형이 오래 지속되면 우울증으로 발전할 가능성도 있으니 주의해야 한다.

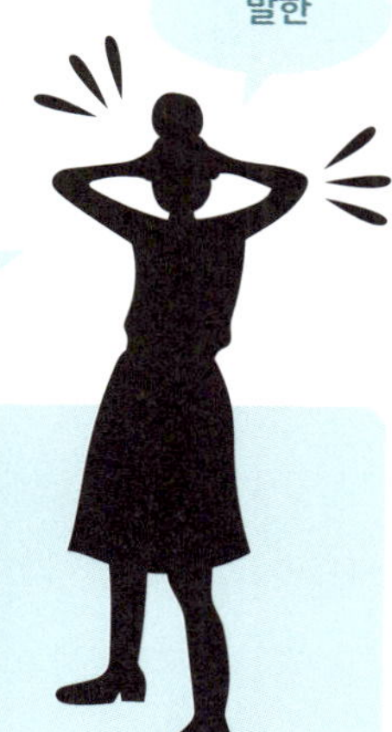

공황장애란?

공황장애도 자율신경실조증과 혼동하기 쉬운 질환 중 하나다. 공황장애가 찾아오면 교감신경만 지나치게 활성화되고 부교감신경은 거의 작동하지 않는 상태가 되어 이유 없는 불안감을 느끼고 두근거림, 호흡 곤란, 현기증과 같은 다양한 발작을 반복한다. 발작과 자율신경계 이상 증세가 동시에 나타나는 것이 특징이다.

14 아침에 일어나기 힘든 기립성 조절장애란 무엇일까?

최근 기립성 조절장애라는 병에 관한 이야기가 자주 들려온다. 아침에 일어나기 힘든 것이 기립성 조절장애의 대표적 증상이다. 그밖에 주요 증상으로는 기립성 저혈압, 어지럼증, 불면증, 두근거림, 숨 가쁨, 식욕부진, 권태감 등이 있다. 성장 단계인 사춘기 전후의 아이들에게 흔한 질환이지만, 성인에게도 나타날 수 있다.

기립성 조절장애 역시 자율신경과 관련이 있다. **교감신경과 부교감신경의 균형이 무너지고 자율신경 기능이 저하되면서 혈류가 머리와 몸 구석구석까지 돌지 못해 생기는 병이다.** 특히 아이들의 경우 오전에 교감신경이 활성화되지 않아 일어설 때 어지럼증이나 휘청거림이 심해진다. 오후부터 저녁에 걸쳐 교감신경이 활성화되기 시작하면서 증상이 가라앉는 것이 특징이다.

기립성 조절장애 역시 주요 발병 원인은 스트레스와 불규칙한 생활이다. 기립성 조절장애에 시달리는 사람은 아침보다 밤에 교감신경이 활성화되고 활력이 돌기 때문에 밤늦도록 깨어 있는 일이 잦아서 생활 리듬이 망가지기 십상이다. 그러면 더욱 아침에 일어나기 힘든 악순환에 빠진다. **이를 바로잡으려면 주요 발병 원인인 스트레스를 줄이고 되도록 규칙적인 생활을 유지해야 한다.**

기립성 조절장애는 아침에 잘 일어나지 못해 게으름을 피운다거나 나태하다는 인상을 줄 수 있다. 그런 만큼 타인에게 이해받기도 쉽지 않은 질환이다. 하지만 증세가 심하면 일상에서 심각한 어려움을 겪는다. 증상이 지속된다면 반드시 의료기관을 찾아가 진료를 받자.

- ☐ 아침에 일어나기 힘들거나 일어나질 못한다
- ☐ 쉽게 잠들지 못한다
- ☐ 권태감이 든다
- ☐ 식욕이 줄었다
- ☐ 서 있으면 기분이 나쁘다
- ☐ 기립성 저혈압을 자주 겪는다
- ☐ 짜증을 잘 낸다
- ☐ 집중력이 오래가지 않는다
- ☐ 심장이 두근거리고 숨이 찬다
- ☐ 실신 발작을 일으킨다
- ☐ 멀미를 한다
- ☐ 원인 모를 발열이 있다
- ☐ 안색이 창백하다
- ☐ 스트레스를 받으면 기분이 나빠진다

**여러 항목에 해당하고 다른 질환이 없다면 기립성 조절장애일 가능성이 있다.
의료기관에서 진료를 받는 편이 좋다.**

기립성 조절장애 치료법

일상에서 실천할 수 있는 습관

- 일어설 때는 고개를 숙이고 갑자기 몸을 일으키지 않는다
- 규칙적으로 생활하는 습관을 들인다
- 햇빛을 쮠다
- 운동 습관을 들여 근력을 유지한다
- 수분을 자주 섭취한다
- 다소 많은 양의 염분을 섭취한다

기립성 조절장애는 자율신경이 제대로 작동하지 않아 일어설 때 몸이나 뇌로 가는 혈류가 저하되는 질병이다. 증상에 따라서는 약물이나 심리 치료가 필요하지만, 일상에서 실천 가능한 방법도 있으니 따라 해보자.

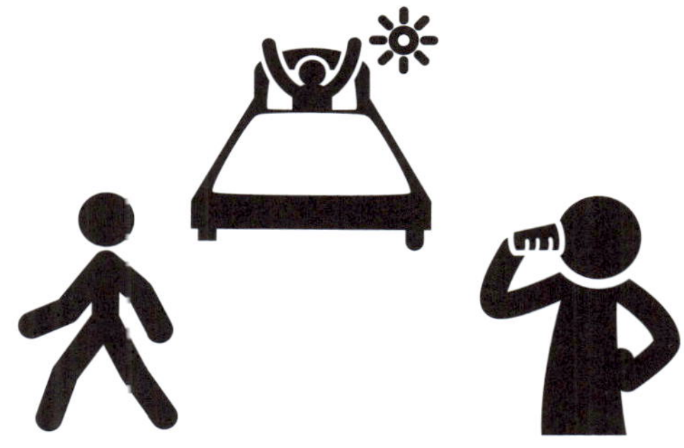

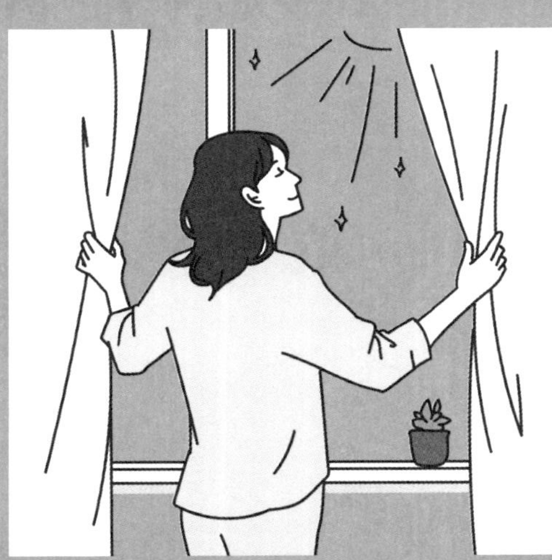
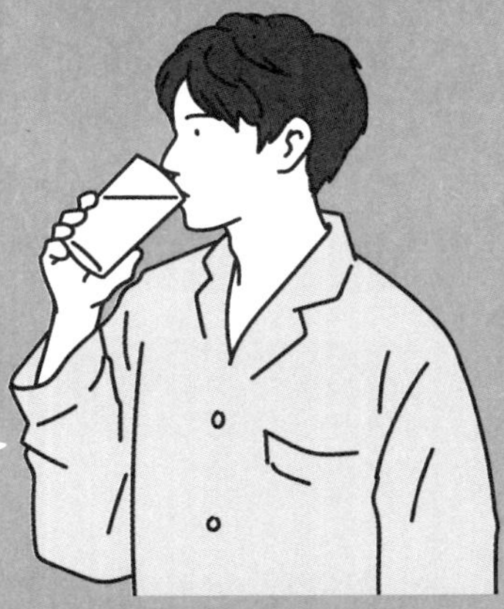

일어나자마자
햇빛을 쐬어
생체 시계를 초기화하자.
입을 헹군 뒤에
물을 한 잔 마셔서
위장의 스위치를 켜자.

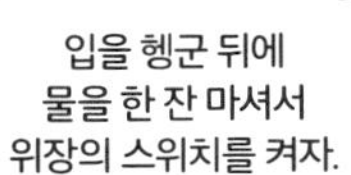

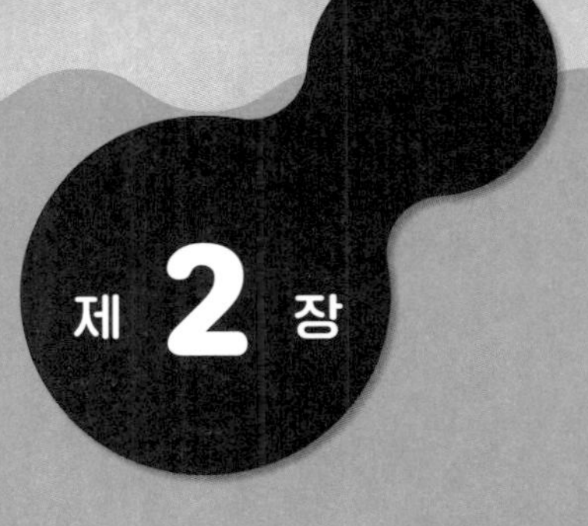

자율신경 균형은 아침 시간에 달렸다

자율신경 불균형은 스스르 바로잡을 수 있다.

중요한 것은 규칙적인 생활 리듬이다.

즉, 일어나서 잠들 때까지 하루를 어떻게 보내느냐가 관건이다.

그중에서도 가장 중요한 시간은 아침이다.

01 자율신경 리듬 바로잡기, 아침에만 할 수 있다

자율신경의 균형을 맞추려면 규칙적인 리듬을 유지하는 것이 매우 중요하다. 낮에는 교감신경이 기운차게 달리고 밤에는 부교감신경이 바통을 이어받는다. 이러한 흐름을 일정한 리듬으로 유지하는 것이 가장 바람직하다(42쪽). 하지만 자율신경은 자신의 의지로는 조절할 수 없다. 그렇다면 무엇이 자율신경 리듬에 관여할까? 이는 우리 몸에 내재된 생체 시계와 밀접한 관련이 있다.

아침이 되면 눈이 반짝 떠지고 밤이 되면 저절로 졸음이 밀려온다. 이러한 신체 주기를 관리하는 것이 바로 생체 시계다. 자율신경 역시 생체 시계에 맞춰서 리듬을 조절한다. 그래서 **밤늦게까지 깨어 있거나 해가 중천에 뜨도록 자거나 식사 시간이 불규칙하면 생체 시계가 어긋나서 자율신경의 리듬도 흐트러진다.**

애초에 인간의 생체 시계는 약 25시간 주기를 따른다. 반면 지구의 자전 주기는 약 24시간으로 생체 시계와 1시간 차이가 난다. 보통 생체 시계는 일상에서의 차이를 조금씩 수정하면서 일정한 주기를 유지한다. 그런데 불규칙한 생활을 이어가면 어긋난 상태를 수정하지 못해 점점 차이가 벌어진다. 당연히 자율신경도 그만큼 불안정해진다.

어긋난 생체 시계를 바로잡는 가장 좋은 방법은 아침에 일어나자마자 커튼을 젖히고 햇빛을 쐬는 것이다. 그런 뒤에 아침 식사를 하면 장이 움직이기 시작하면서 온몸에 피가 돌아 몸이 자연스럽게 깨어난다.

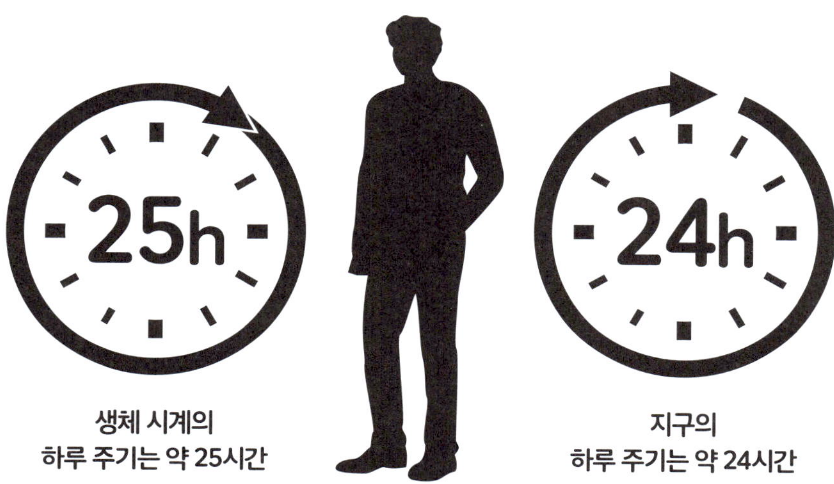

일광욕과 아침 식사로
생체 시계를 초기 상태로 되돌리자

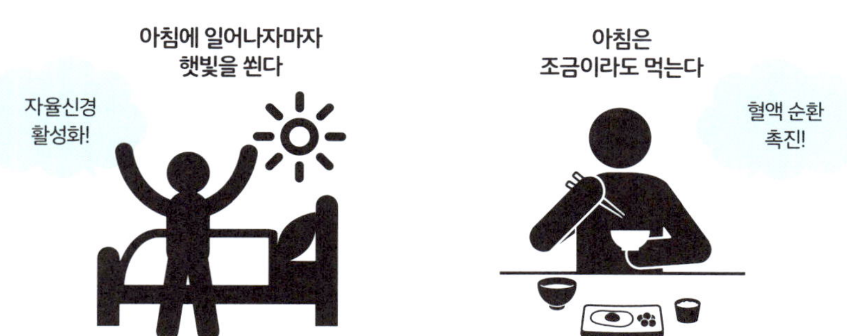

생체 시계 주기는 지구의 자전 주기인 하루 24시간보다 길다. 그래서 둘 사이가 어긋나면 자율 신경 균형에도 악영향을 미친다. 아침에 생체 시계를 초기 상태로 되돌리고 규칙적인 리듬에 맞춰 생활하면 우리 몸은 스스로 차이를 수정한다.

02 자율신경 균형을 위한 바람직한 하루 습관

자율신경 균형을 맞추는 가장 바람직한 방법은 생체 시계 리듬에 맞춰 생활하는 것이다. 그러기 위해서는 일찍 자고 일찍 일어나는 것과 하루 세 번 규칙적으로 식사하는 것이 중요하다. 즉, **일정한 시간에 일어나고 밥 먹고 일하고 자야 한다. 이것이 바로 자율신경을 정상적으로 작동하게 만드는 비법이다.**

필자는 매일 아침 다섯 시에 일어난다. 일어나자마자 방 커튼을 젖히고 햇빛을 듬뿍 받은 뒤에 가벼운 스트레칭으로 몸을 푼다. 그런 다음 느긋하게 아침을 먹고 여섯 시쯤 되면 출근한다. 꽤 이른 시간부터 일한다고 생각하겠지만, **두뇌가 가장 활성화되는 시간대가 아침이다. 이 시간에 무언가를 고안하고 아이디어를 내고 창작하면서 머리 쓰는 작업을 하는 것이 가장 효율적이다.** 단순 작업은 오후로 미루는 편이 낫다.

저녁 식사는 잠들기 3시간 전까지 마치자. 위가 음식물을 소화하는 데 3시간 정도 걸리기 때문이다. 식사 후에 바로 잠들면 지방이 쌓이고 수면도 얕아진다. 저녁을 먹었다면 **욕조에 들어가 따뜻한 물로 느긋하게 몸을 덥히고 충분히 긴장을 풀어준 상태에서 잠자리에 들자.**

이런 식으로 하루를 보내면 자율신경은 저절로 안정된다. 하지만 생활 패턴을 갑자기 바꾸기는 쉽지 않으므로, 우선 다음 페이지에서 제시한 일곱 가지 습관을 의식적으로 실천해보자. 반복하다 보면 규칙적인 생활 리듬이 몸에 밸 것이다.

1 + 평소보다 1시간 일찍 일어난다.

2 + 일어나자마자 커튼을 젖히고 햇빛을 쬔다.

3 + 입을 헹군 뒤에 물을 한 잔 마신다.

4 + 여유롭게 아침을 먹는다.

5 + 낮 동안 여러 차례 심호흡한다.

6 + 가볍게 운동하고 나서 따뜻한 물에 몸을 담근다.

7 + 몸과 마음의 긴장을 풀고 잠자리에 든다.

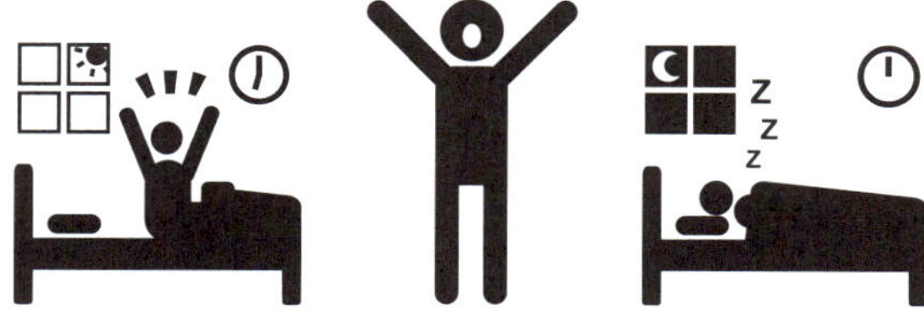

꾸준히 실천하면 자율신경 균형이 쉽게 무너지지 않고 불편감도 저절로 개선된다.
특히 아침의 행동 습관이 중요하다. 무엇이든 하나라도 좋으니 시작해보자.

이른 아침의 햇빛은 자율신경을 안정시킨다

앞서 언급한 일곱 가지 습관을 모두 실천하기가 조금 부담스럽다면, 우선 그중 하나라도 좋으니 시작해보자. **가장 권장하는 습관은 일찍 일어나기다. 1시간 일찍 일어나면 자율신경 균형이 급격히 개선된다.**

그렇다면 왜 일찍 일어나는 습관이 자율신경에 좋을까? 간단히 말하자면 시간적인

아침에 일어나면 창문을 열고 아침 햇살을 즐기자

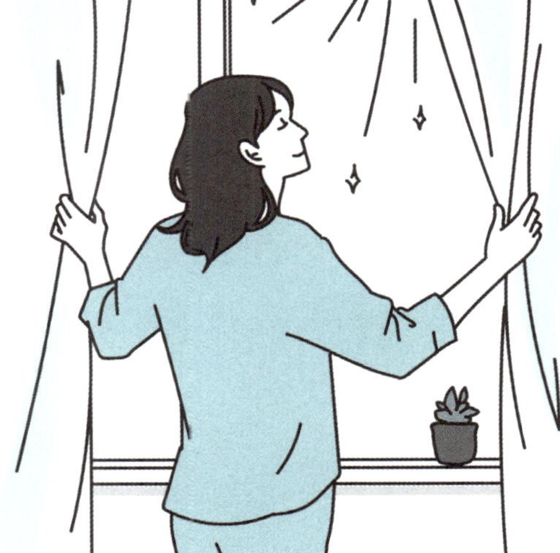

창문 너머가 아니라, 창문을 활짝 열고 햇빛을 충분히 쏘이자. 가능하다면 밖으로 나가 하늘을 올려다보면서 천천히 기지개라도 켜보자.

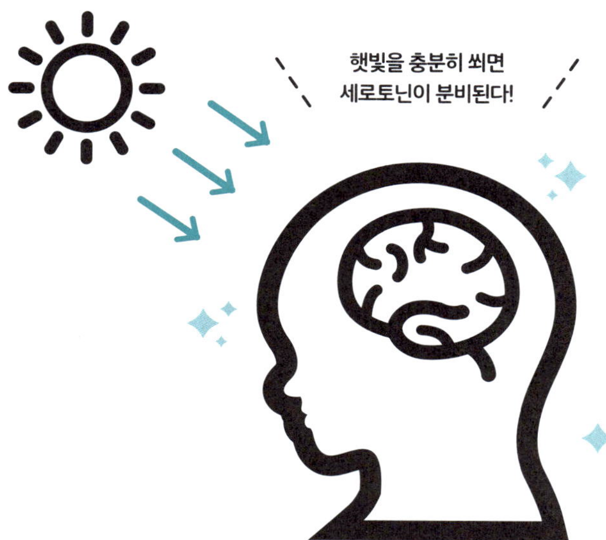

햇빛을 쐬면 뇌에서 행복 호르몬이라고 불리는 세로토닌 분비가 촉진된다. 세로토닌은 짜증을 가라앉히고 의욕을 북돋는다. 자연스러운 수면을 유도하는 멜라토닌의 원료로도 쓰인다.

흐리거나 비 오는 날에는 어떡하지?

자율신경의 균형을 맞추려면 매일 아침 똑같은 습관을 반복하는 것이 중요하다. 날이 흐리거나 비가 와서 햇빛의 양이 적은 날에는 평소보다 오래 햇빛을 쐬자.

여유가 생기기 때문이다. 시간에 쫓기지 않으면 마음에 여유가 생겨 호흡도 안정된다. 우리 몸이 수면 상태에서 활동 상태로 전환되는 아침은 자율신경에 매우 중요한 시간대다. 호흡이 안정되면 교감신경의 지나친 활성화를 막아주어 자율신경이 하루 종일 정상적으로 작동한다.

아침에 일찍 일어났다면 이제 커튼을 젖히자. 햇빛을 듬뿍 쐬면 생체 시계를 바로 잡을 수 있다. 그뿐 아니라 자는 동안 우위를 차지했던 부교감신경이 교감신경으로

전환되어 몸을 깨우는 데도 효과적이다. 두 신경의 전환이 원활하지 않으면 자율신경은 하루 종일 균형을 잃고 휘청거리니, 아침에는 특히 더 신경 쓰자.

아침 햇살을 쬐면 세로토닌이 분비된다. **행복 호르몬이라고 불리는 세로토닌은 행복감과 안도감을 주는 뇌 신경전달물질이다. 세로토닌이 충분히 분비되면 마음이 차분해져 자율신경도 안정된다.** 반대로 세로토닌이 부족하면 쉽게 짜증이 나고 불안감이 몰려와 자율신경도 불안정해진다. 즉, 일광욕 하나로 하루의 컨디션은 크게 달라진다.

04 아침 루틴: 입을 헹구고 물을 한 잔 마신다

두 번째로 권장하는 습관은 일어나자마자 물 한 잔 마시기다. 우리 몸의 60퍼센트를 차지하는 물은 자율신경에도 중대한 영향을 미친다. **수분이 부족하면 혈액이 끈적해져 혈류가 나빠지므로 특히 유의해야 한다. 자율신경에 심각한 악영향을 미치기 때문이다.** 자는 동안에는 수분을 섭취할 수 없으므로 아침에 일어났을 때는 누구나 가벼운 탈수 상태다. 그때 재빨리 물을 마시면 아침부터 혈액 순환이 원활해진다.

그뿐 아니라 물을 마시면 장이 자극을 받아 부교감신경이 활성화된다. 보통 아침에

올바르게 입 헹구는 방법

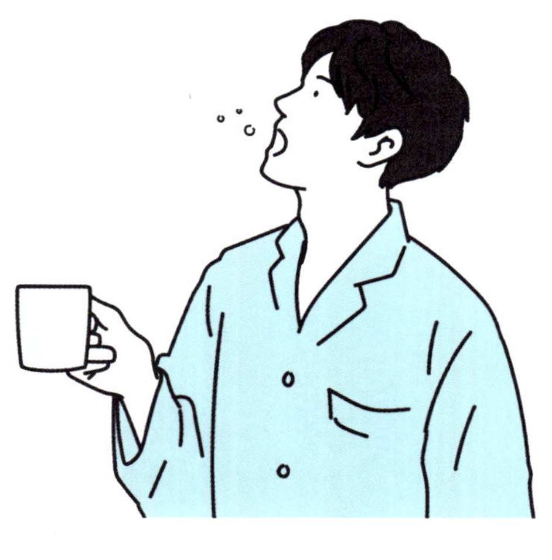

1 컵에 담긴 물의 1/2 정도를 입에 머금고 여러 번 오물오물 헹군 뒤에 물을 뱉는다.

2 남은 물의 1/3 정도를 입에 머금은 다음 고개를 뒤로 젖히고 오그르르 헹군다. 1회에 15초씩, 2~3회 반복한다.

는 부교감신경이 급격히 저하되고 교감신경이 과도하게 흥분해 자율신경이 균형을 잃기 쉽다. 아침에 마시는 물 한 잔은 두 신경 사이의 급격한 변화를 막아 자율신경을 효과적으로 안정시킨다.

물은 상온에 둔 미지근한 상태가 좋다. 찬물을 마시면 위장이 차가워져 장기의 혈액 순환을 저해하기 때문이다. 아침의 첫 잔은 **조금씩 홀짝홀짝 마시지 말고 한 번에 꿀꺽 마시자.** 그러면 위장이 적당한 자극을 받아 장의 연동 운동이 활발해지고 변비도 개선된다.

물 한 잔으로 위장의 스위치를 켜자

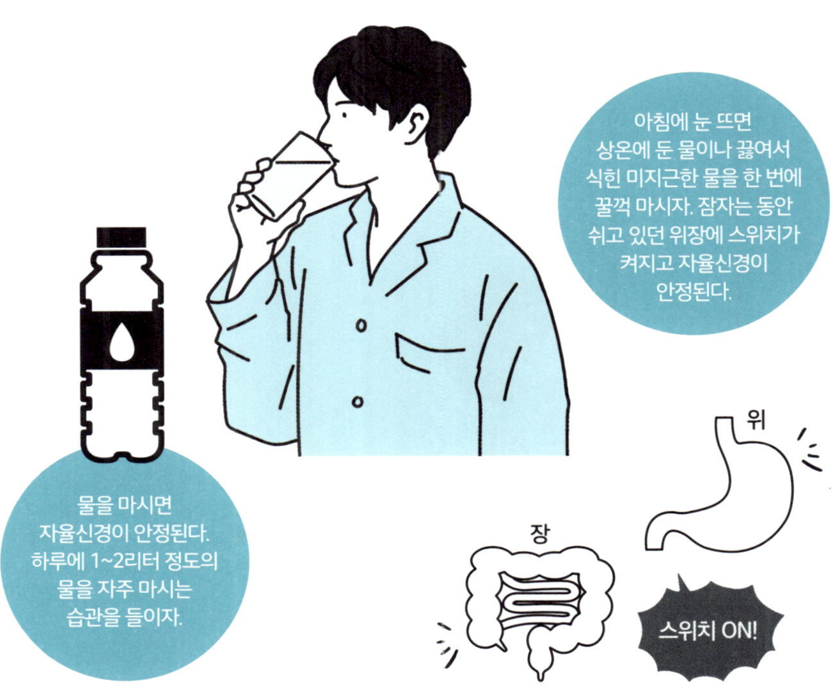

물을 마시기 전에 입을 헹구는 것도 잊지 말자. **잠자는 동안 입안에서는 무수히 많은 잡균이 번식한다. 그 상태에서 물을 마시면 잡균까지 삼키게 된다.** 그러니 반드시 입을 헹궈서 잡균을 씻어내자. 마찬가지 이유로 양치질도 중요하다. 아침을 먹고 나서 이를 닦는 사람도 있지만, 아침에는 잡균이 몸속으로 침입하지 못하도록 식사 전에 꼼꼼히 이를 닦는 편이 좋다.

05 우아한 아침과 스트레칭, 자율신경 균형을 바로잡는다

아침에 집을 나서기 전은 하루 중 가장 분주한 시간이다. 일어나자마자 외출 준비를 하고 아침밥도 먹는 둥 마는 둥 집을 나서는 날도 적지 않을 것이다. 이처럼 서두를 때 우리의 호흡은 매우 얕아진다. 심지어 늦잠을 자서 허둥댈 때는 거의 무호흡에 가까운 상태가 된다. **호흡은 자율신경에 중대한 영향을 미친다. 깊고 느리게 호흡하면 자율신경은 안정되고, 반대로 얕고 빠르게 호흡하거나 숨을 멈추면 자율신경은 불안정해진다.** 자율신경은 한번 균형을 잃으면 적어도 3시간가량은 원래 상태로 되돌아가지 못한다. 즉, 아침에 시간에 쫓겨 허둥지둥하면 하루를 망칠 위험이 크다.

아침은 자율신경을 바로잡고 장 건강까지 관리하기에 딱 좋은 시간대다. 평소보다 1시간 일찍 일어나 햇빛을 듬뿍 쐬면서 **간단한 스트레칭으로 장에 외부 자극을 가하자.** 필자도 매일 아침 빼놓지 않고 두 가지 스트레칭(138쪽, 140쪽)을 하는데 각각 30초 정도면 충분해서 부담이 없다. 스트레칭 후에는 **입을 헹구고 물을 한 잔 꿀꺽 마시자. 장에 내부 자극을 가해 장운동을 촉진하기 위해서다.** 같은 이유로 아침에 균형 잡힌 식사를 든든히 먹는 것도 중요하다.

일련의 과정을 허둥대지 말고 여유롭게 즐기면서 **아침 시간을 최대한 우아한 기분으로 보내자. 그러면 장운동이 원활해져 교감신경과 부교감신경이 균형 있게 작동하기 시작한다.**

아침을 우아하게 보내면?

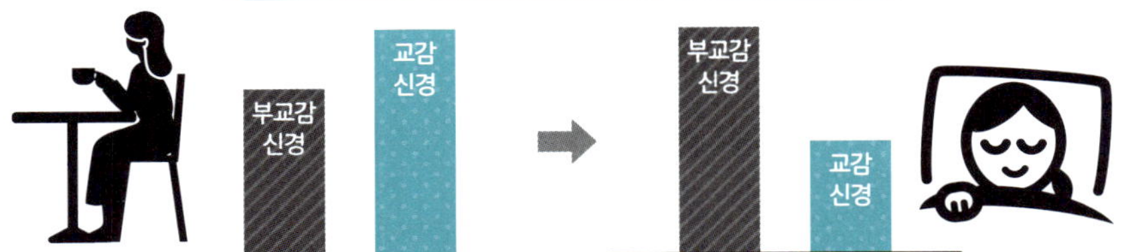

아침을 여유롭고 우아하게 보내면 낮의 활동을 준비하는 교감신경이 적절히 활성화되고, 밤이 가까워질수록 서서히 부교감신경으로 전환된다. 마음이 안정되고 숙면에도 도움이 된다.

아침을 분주하게 보내면?

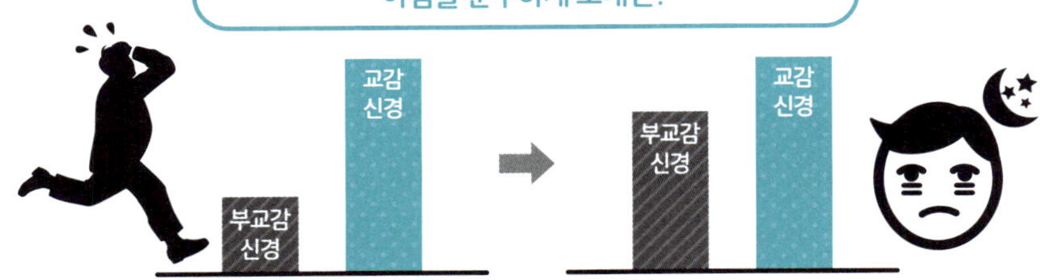

아침에 시간에 쫓겨 허둥지둥하면 교감신경이 과도하게 흥분한 상태가 지속되어 밤이 되어도 제대로 부교감신경이 활성화되지 않는다. 마음이 진정되지 않아 불면증에 시달릴 수도 있다.

자율신경과 장의 균형을 바로잡는 두 가지 스트레칭

아침에는 전신 스트레칭과 장 마사지를 해주자. 귀찮다고 생각할 수 있지만, 두 동작 모두 각각 30초 정도면 충분하다. 근육의 긴장이 풀려서 장 운동이 활발해지고 자율신경의 전환도 원활해진다. 스트레칭은 햇빛을 쐬면서 하면 더 좋다.

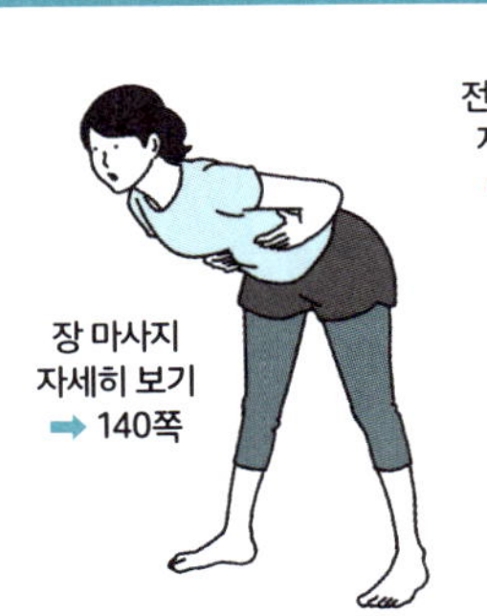

06 자율신경을 위한 효율적이고 바람직한 휴식법

일이든 공부든 쉬지 않고 계속하면 효율이 떨어진다. 인간의 집중력에는 한계가 있기 때문이다.

사람이 집중해서 작업할 수 있는 시간은 최대 90분으로 알려져 있다. 하지만 서른 살이 넘으면 집중력이 급격히 떨어지고, 해가 갈수록 더 쇠퇴한다. 그래서 **필자는 45분 동안 집중한 뒤에 15분 동안 쉬라고 권한다. 이 방법은 가장 효율적일 뿐 아니라 자율신경 균형 유지라는 측면에서 봐도 매우 바람직하다.**

모처럼 집중력을 끌어올렸는데 굳이 왜 쉬어야 하느냐고 반문할지도 모르겠다. 하지만 이것에는 두 가지 이유가 있다. 첫째, 계속 앉아만 있으면 혈류가 나빠진다. 혈류가 정체되면 자율신경에 악영향을 미친다. 다라서 **쉴 때는 자리에서 일어나 차를 우리거나 스트레칭을 하면서 몸을 움직이자. 가능하다면 잠시 밖으로 나가 산책하는 것도 좋다.**

둘째, 오래 집중하면 무의식적으로 호흡이 얕아진다. 그러면 부교감신경이 힘을 쓰지 못해 자율신경의 균형이 깨진다. **이를 막으려면 쉬어가는 시간에 심호흡을 하면 좋다. 쉴 때는 하던 일을 잠시 접어두고 몸과 마음을 편안하게 해주자. 집중하는 시간과 쉬는 시간을 명확히 구분해야 효율이 높아진다.**

집중이 잘되는 환경을 조성하는 것도 중요하다. 스마트폰은 주의를 산만하게 만드는 가장 큰 요인이므로 전원을 꺼 두었다가 휴식 시간에만 보자. 좋아하는 음악을 틀고 활기를 불어넣어 집중력을 높이는 방법도 효과적이다.

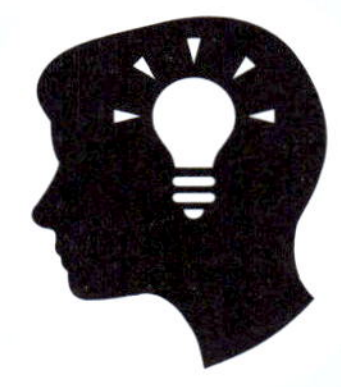

인간의 집중력은 30세부터 낮아진다

인간의 집중력은 최대 90분이다. 30세가 넘으면 이보다 더 낮아지고 50세가 넘으면 절반으로 줄어든다. 가장 좋은 방법은 45분 집중 후 15분 휴식이다. 집중하는 시간과 쉬는 시간의 경계를 분명히 하여 충분히 기분 전환을 하면 자율신경이 안정된다. 결과적으로 작업 효율도 높아진다.

45분 동안 집중하려면?

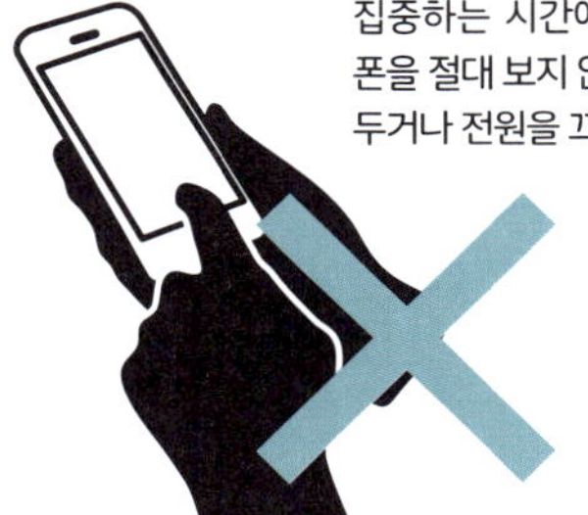

집중하는 시간에는 스마트폰을 절대 보지 않는다. 멀리 두거나 전원을 끄자.

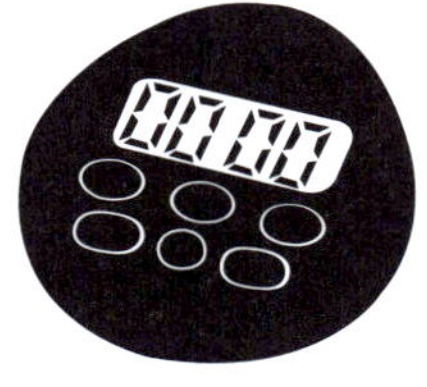

45분 타이머를 설정한다. 쉴 때도 타이머를 15분에 맞춘다.

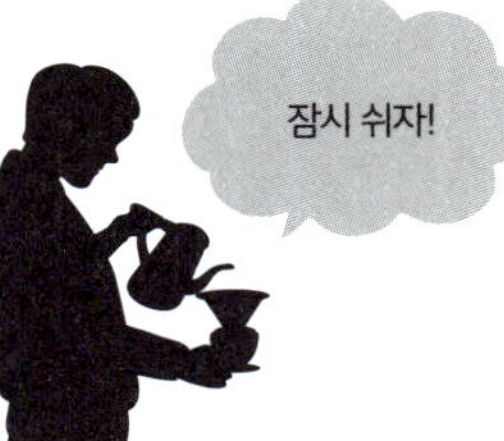

15분 동안 쉴 때는?

오래 앉아 있으면 혈류가 나빠진다. 사무직이라면 탕비실로 이동해 차를 타거나, 일어나서 창가로 다가가 바깥을 내다보자. 가까운 편의점까지 조금 걷는 것도 좋다.

07 자율신경이 안정되면, 면역력이 형성되고 젊어진다

남성은 30대, 여성은 40대를 기점으로 자율신경, 특히 부교감신경 기능이 점점 저하된다. 젊을 때는 무리한 생활로 자율신경 균형이 무너져도 부교감신경이 몸을 회복해 균형을 바로잡아주었다. 그런데 나이가 들면 부교감신경 기능이 저하되어, 한번 자율신경 균형이 무너지면 좀처럼 정상으로 되돌아오지 않는다.

혈류를 개선해 탄력 있는 피부와 윤기 나는 머리카락으로 거듭나자

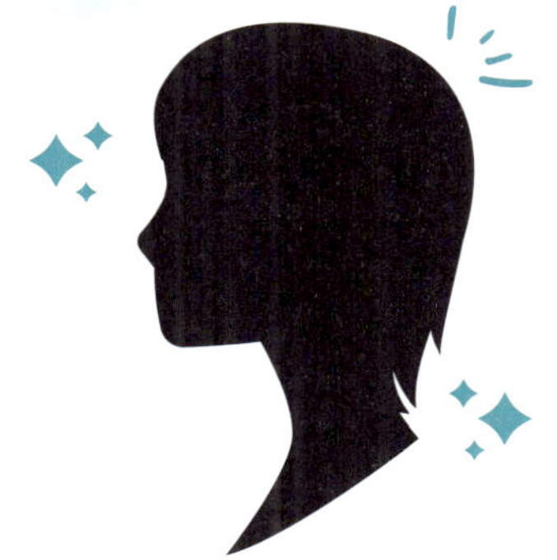

자율신경이 안정되면 혈류가 원활해져 온몸에 골고루 영양이 공급된다.

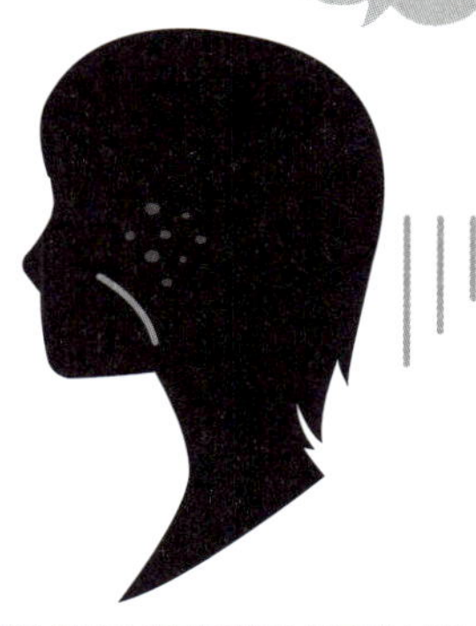

자율신경이 불안정하면 혈류가 나빠지고 몸에 노폐물이 쌓인다.

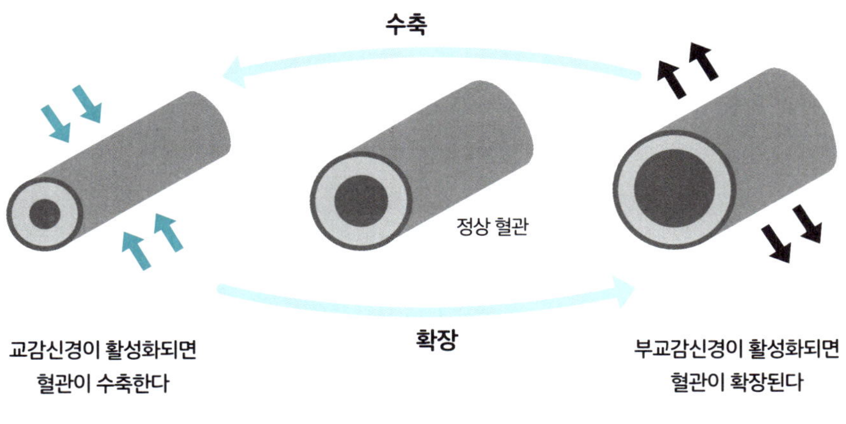

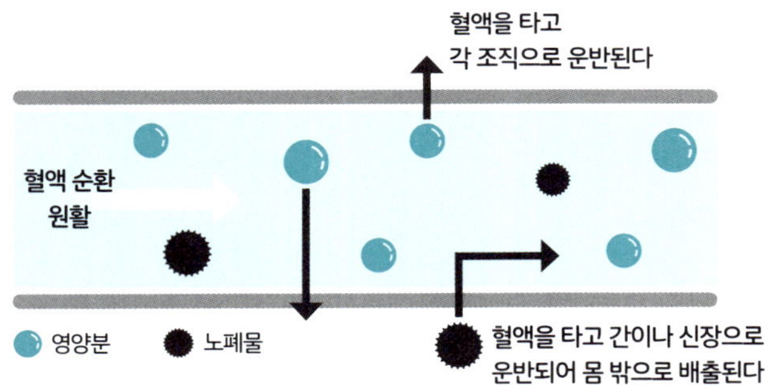

교감신경과 부교감신경이 번갈아 가며 균형 있게 활성화되면 혈관이 수축과 확장을 반복해 혈액 순환이 원활해진다. 영양분이 온몸에 골고루 공급되고 노폐물은 몸 밖으로 배출되므로 몸과 마음의 젊음이 유지된다.

그렇다고 포기하지는 말자. 평소 부교감신경을 활성화하기 위해 꾸준히 노력하면 자율신경의 균형은 나이와 무관하게 얼마든지 바로잡을 수 있다. 그리고 이는 곧 젊음으로 이어진다.

자율신경 균형을 바로잡으면 위장 컨디션과 장내 환경도 안정된다. 그러면 장이 영양분을 충분히 흡수해 혈액의 질이 개선된다. 그뿐 아니라 부교감신경이 활성화되면 혈관이 확장되므로 혈액 순환도 원활해진다. 그러면 질 좋은 혈액이 온몸 구석구석까지 골고루 공급되어 피부와 머리카락에서 윤기가 나고 면역력도 높아진다. 다시 말해, 자율신경 균형을 바로잡기 위해 노력하면 겉모습뿐 아니라 몸속까지 실제 나이보다 젊어진다.

나이를 먹어도 젊고 활기차 보이는 사람은 자율신경이 안정되었기 때문이다. 이런 사람은 사고방식도 긍정적이다. 사실 **자율신경은 평소의 마음가짐도 중요하다. 예를 들어 '나도 이제는 젊지 않네'라는 생각에 젖어 울적해하면 자율신경도 곤두박질친다. 그보다는 '나는 지금도 여전히 젊어'라고 생각하는 습관을 들이자. 마음도 밝아지고 자율신경도 안정될 것이다.**

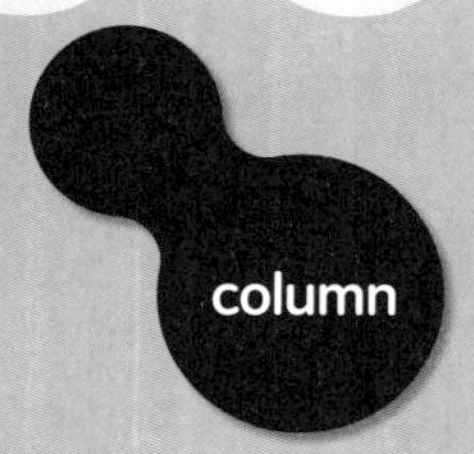

자율신경이 안정되면
갱년기도 두렵지 않다

나이가 들수록 자율신경의 기능은 저하된다. 남성은 40대, 여성은 40대 후반 무렵부터 부교감신경의 기능이 저하되고 그와 반대로 교감신경이 우세해진다. 이러한 변화는 호르몬의 불균형이 원인이다.

여성은 40대 후반부터 여성 호르몬인 에스트로겐이 감소하면서 온갖 불편한 증상에 시달린다. 얼굴이나 몸에 갑자기 열이 오르는 증상인 핫 플래시를 비롯해 어지럼증, 두근거림 같은 신체적 증상뿐 아니라 짜증, 불안감 같은 정신적 증상까지 다양하게 나타난다. 이것이 이른바 여성의 갱년기 증상이다.

갱년기는 여성뿐 아니라 남성에게도 찾아온다. 남성 호르몬인 테스토스테론은 20대에 정점을 찍은 후 서서히 감소한다. 40대 무렵부터는 나른함, 불면증, 의욕과 정력의 저하 같은 증상이 나타난다.

하지만 **모든 여성과 남성이 갱년기 증상을 호소하지는 않는다. 별다른 증상 없이 갱년기를 보내는 사람도 있다. 이러한 차이를 결정짓는 것이 바로 자율신경의 균형이다.** 실제로 심각한 갱년기 증상에 시달리는 사람의 자율신경을 검사하면, 부교감신경이 제대로 작동하지 않아 자율신경실조증과 비슷한 상태로 나온다. 노화에 따른 자율신경의 기능 저하를 내버려두면 갱년기가 힘겨워지고 자율신경은 더욱 불안정해진다.

하지만 평소에 의식적으로 자율신경의 균형을 잘 조절해두면 갱년기를 두려워할 필요가 없다. 설령 호르몬 균형이 무너진다 해도 가벼운 증상에 그치므로 갱년기를 편안하게 보낼 수 있다.

개인차는 있지만, 자율신경 중 특히 부교감신경 기능이 급격히 저하되는 시기에 호르몬 기능도 저하되기 시작한다. 혈류가 빠지고 근육이나 두뇌 기능도 둔해져 몸에 온갖 불편한 증상이 나타나고 쉽게 피로를 느낀다.

여성

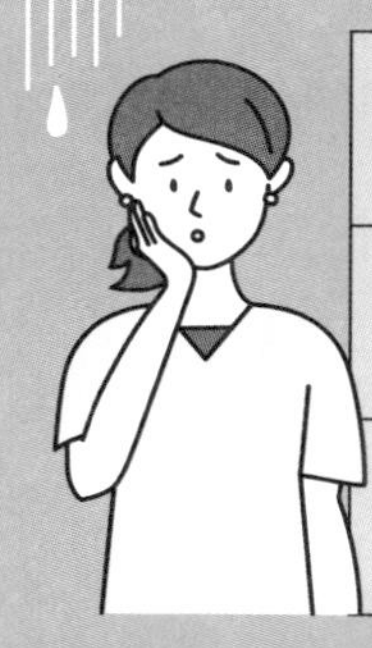

원인	완경 전후 급격한 여성 호르몬(에스트로겐)의 기능 저하
시기 및 기간	40대 후반 / 완경 전후 약 10년간(완경 후 5년 정도 지나면 안정된다)
주요 증상	핫 플래시(머리로 피가 쏠림, 얼굴이 달아오름, 발한), 냉증, 짜증, 어지럼증, 블면, 불안감, 관절통, 요실금 등

남성

원인	20대에 정점을 찍고 서서히 감소하는 남성 호르몬(테스토스테론)의 기능 저하
시기 및 기간	40대 이후에 많다. 개인차가 크고 증상이 끝나지 않는 사람도 있다.
주요 증상	취침 중 발한, 짜증, 우울 상태, 기력 저하, 관절통, 빈뇨 등

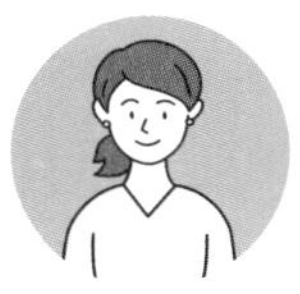 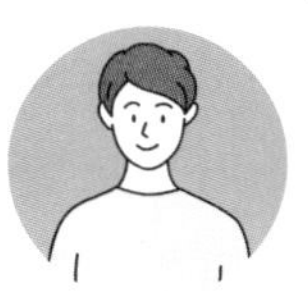

갱년기 증상은 누구에게나 나타날 수 있다. 하지만 자율신경의 균형을 바로잡을 때와 마찬가지로 일상에서 스트레스 해소, 가벼운 운동, 식생활 개선을 실천하면 증상을 완화할 수 있다.

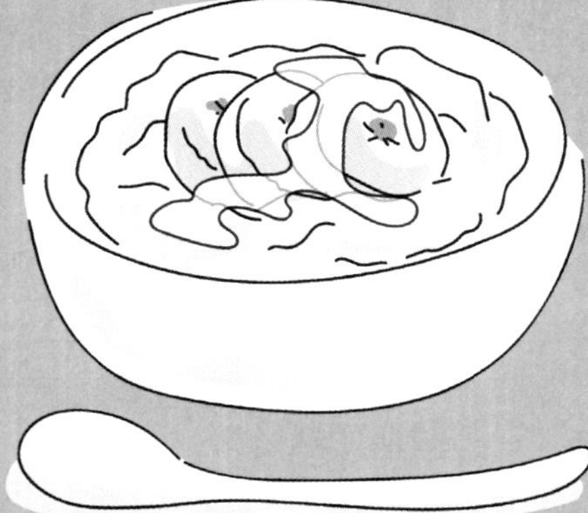
매일 아침
비피두스균을 함유한
요거트를 먹자.

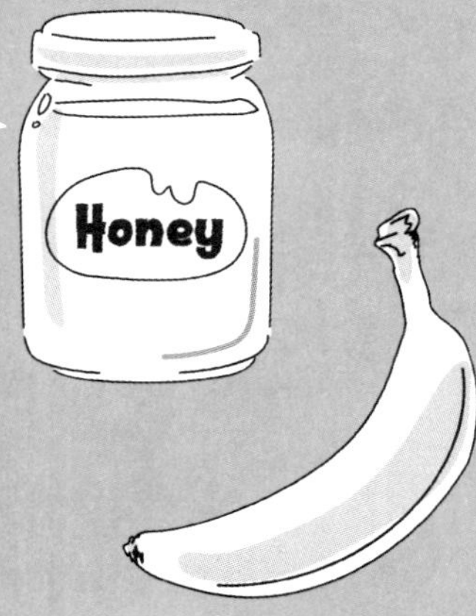
꿀에 든
올리고당은 유익균이
좋아하는 먹이다.
Honey

바나나는
식이섬유와 단백질을
동시에 섭취할 수 있는
좋은 식품이다.

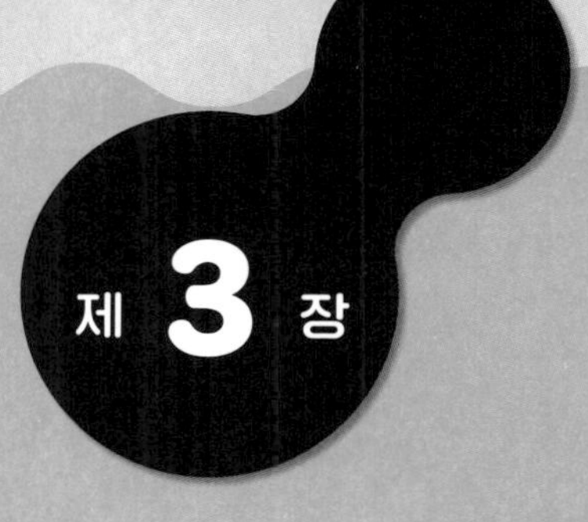

자율신경과 장에 가장 효과적인 식사법

컨디션 관리에 식단 조절은 필수다.

자율신경과 장은 떼려야 뗄 수 없는 밀접한 관계이기 때문이다.

3장에서는 자율신경과 장내 환경을 동시에 바로잡는

간단하면서도 효과적인 식사법을 소개하겠다.

01 장뇌축, 장과 마음은 하나다

장과 마음은 언뜻 생각하면 전혀 관계없는 듯 보이지만, 실제로는 밀접하게 연결되어 있다(56쪽). 긴장하거나 스트레스를 받을 때 배가 아프고 변비나 설사 증상이 나타나는 이유는, 뇌가 자율신경을 거쳐 장에 스트레스를 주기 때문이다.

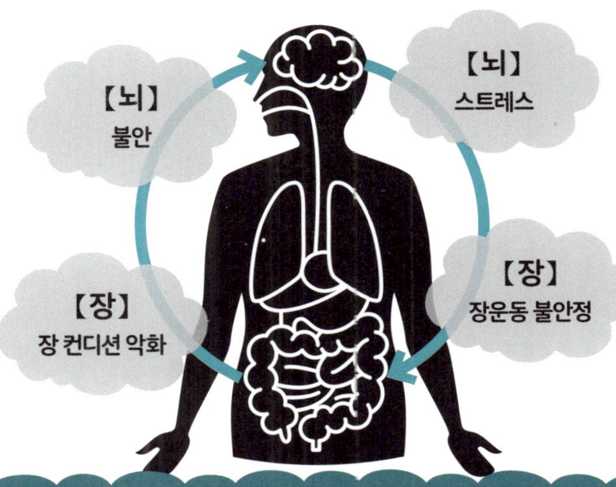

장 컨디션이 좋으면 자율신경도 안정된다. 반대로 장 컨디션이 나쁘면 혈액 순환이 원활하지 않아 자율신경이 불안정해진다. 자율신경을 바로잡으려면 장내 환경을 개선해야 한다.

장내 세균이 2 : 1 : 7로 균형을 이루어야 장내 환경이 안정된다

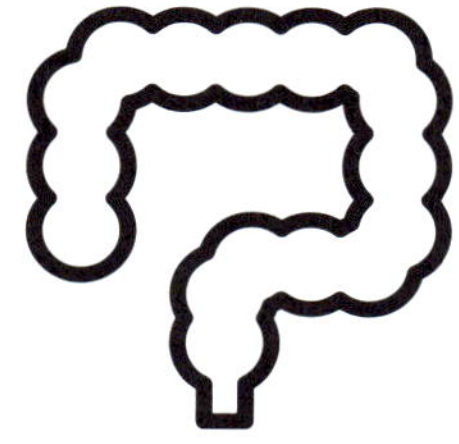

장내 세균 균형이 맞지 않는다	변비에 걸려 장벽에 염증이 생긴다	장에서 만드는 세로토닌이 생성되지 않는다	기력이 저하되고 쉽게 우울감을 느낀다

장내 세균의 균형을 유지하려면?

- 하루 세끼 식사를 규칙적으로 한다.
- 유익균의 먹이가 되는 올리고당과 식이섬유를 섭취한다.
- 유익균을 함유한 유산균과 발효 식품을 섭취한다.

장은 소화나 배설 이외에도 혈액의 원천을 제공하는 중요한 역할을 맡고 있다. 혈액을 만들 때 문제가 되는 것이 장내 환경이다. **장내 환경이 건강하면 양질의 혈액이 생성되고 혈류가 원활해진다. 양질의 혈액과 원활한 혈류는 자율신경의 안정에 필수적이다.**

장내 환경이 건강하지 않으면 변비가 생긴다. 변비는 만성적인 장벽 염증을 유발하여 장벽에서 생성되는 세로토닌의 분비를 감소시킨다. **행복 호르몬이라고 불리며 마음의 건강을 유지하는 데 필요한 세로토닌은 90퍼센트가 장벽에서 생성된다.** 그래서 세로토닌이 부족하면 정신 건강을 해치는 우울감, 기력 저하, 피로감 같은 증상이 나타난다.

장내 환경을 개선하려면 어떻게 해야 할까? 장내 세균의 균형을 적절히 유지해야 한다.

장내에 존재하는 무수한 세균은 유익균 20퍼센트, 유해균 10퍼센트, 중간균 70퍼센트로 구성되어 있다. **중간균은 장내 환경의 좋고 나쁨에 따라 유익균이나 유해균 쪽에 힘을 실어주는 특징이 있다. 식생활이 불규칙해 유해균이 증가하면 중간균이 유해균 쪽으로 기울어 장내 환경이 더 나빠진다. 따라서 유익균이 많은 상태를 유지하는 것이 가장 좋다.** 단, 유해균이 전부 사라지면 유익균이 활동하지 못하므로 유해균도 10퍼센트 정도는 필요하다.

하루 세끼 식사가 장을 활성화한다

교감신경이 액셀, 부교감신경이 브레이크라면 식사는 그것들을 움직이는 연료, 즉 휘발유에 해당한다. 마음과 자율신경, 그리고 장은 서로 연결되어 있으므로 밥을 먹어 장이 움직이기 시작하면 자율신경 기능도 정상적으로 돌아간다.

따라서 어떻게 식사하느냐가 중요하다. 결론부터 말하자면 아침, 점심, 저녁을 정해진 시간에 먹는 것이 가장 바람직하다. 움직임이 적은 사람에게 세 번의 식사는 너무 많아 보일 수 있지만, **포인트는 식사량이 아니라 '횟수'다. 식사는 영양 공급뿐 아니라 장에 자극을 준다는 의미에서도 중요하다.**

음식을 먹으면 장이 자극을 받아 움직임이 활발해지고 장내 환경도 개선된다. 즉, 장에는 적당한 자극이 필요한데, 한두 번 정도의 자극으로 장을 활성화하기에 부족하다. 그렇다고 너무 자주 먹으면 이번에는 장이 지친다. 결론적으로 **하루 세끼 식사가 가장 적당하다. 장에 적절한 자극과 휴식을 줄 수 있기 때문이다.** 단, 빨리 먹어서는 안 된다. 천천히 꼭꼭 씹어 먹어야 침이 충분히 분비되고 소화도 잘된다.

장을 활성화하여 장내 환경을 개선하면, 자율신경이 안정되는 것 이외에 다른 이점이 있다. 바로 살이 잘 빠진다는 점이다. 장운동이 원활하지 않으면 변비가 생기기 쉽고 혈류도 정체된다. 그러면 신진대사가 둔화되어 살이 잘 찐다. 반대로 **장운동이 원활하면 혈류가 개선되므로 신진대사도 활발해진다. 결과적으로 지방 연소가 촉진되어 살이 잘 찌지 않는 체질로 변한다.**

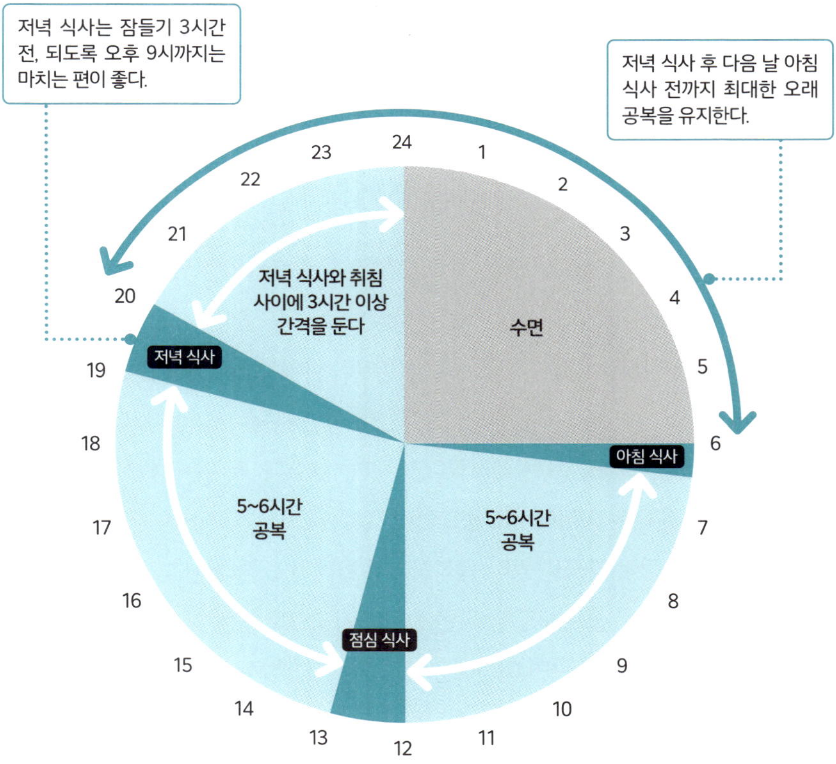

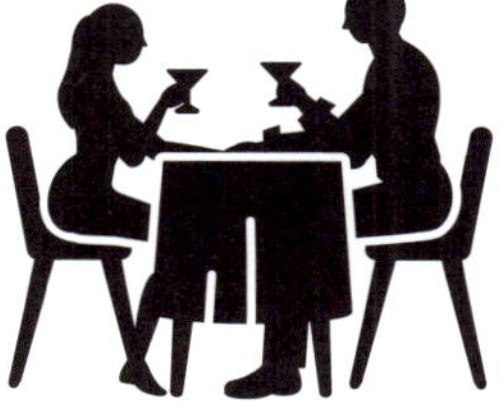

이상적인 하루 세끼 식사 시간

먹은 음식을 다 소화하려면 약 6시간이 걸리므로, 끼니 사이에는 5~6시간 정도 간격을 두는 것이 가장 바람직하다. 저녁 식사는 잠들기 3시간 전까지 마치자. 그러기 어려운 상황이라면 소화가 잘되는 음식 위주로 적게 먹자.

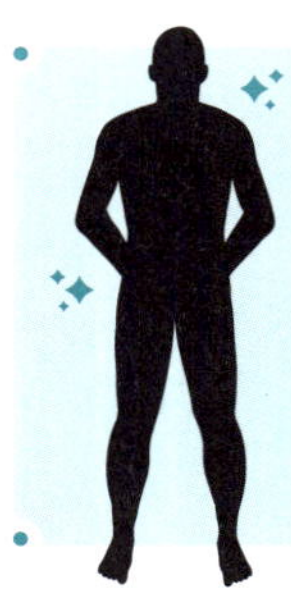

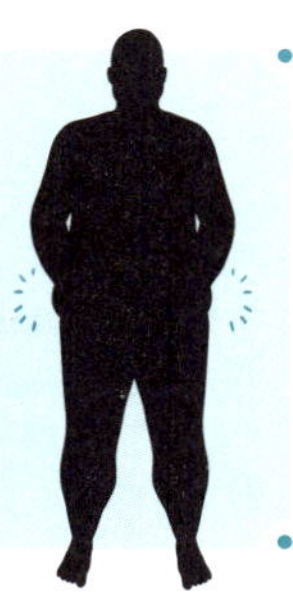

왜 굶는데도 살이 안 빠질까?

다이어트 중에 가장 하지 말아야 할 것이 식사 거르기다. 먹지 않으면 장에 자극이 가지 않아 자율신경의 균형이 깨진다. 설령 체중이 줄어든다고 해도 어디까지나 일시적인 현상일 뿐이다. 굶으면 장내 세균의 균형이 무너져 혈류가 나빠지고 신진대사도 저하되어, 먹지 않아도 살찌는 비만 체질로 변한다.

03 아침, 점심, 저녁의 비율은 4:2:4가 가장 좋다

하루 세끼를 챙겨 먹을 때 또 하나 유의할 점은 아침·점심·저녁의 비율이다. 즉, 하루의 식사량을 어떻게 나누느냐가 관건이다. 결론부터 말하자면, **아침·점심·저녁은 4:2:4의 비율로 먹는 편이 가장 좋다. 식사량을 의식해서 먹으면 자율신경이 한층 안정되어 하루를 의미 있게 보낼 수 있다.**

무엇보다도 하루의 시작인 아침 식사가 가장 중요하다. 가능하다면 여유롭게 시간을 내서 든든하게 잘 챙겨 먹자. 아침을 먹으면 위장이 자극을 받아 부교감신경이 활성화된다. 그러면 혈류가 원활해져 자율신경이 안정되고 우리 몸은 자연스럽게 활동할 준비를 한다.

아침에 먹은 음식물은 낮 동안 대사가 이루어지므로 많이 먹어도 괜찮다. 밥이나 빵처럼 탄수화물 함량이 높은 음식을 좋아한다면 아침에 먹자.

점심은 가볍게 먹고, 하루를 마무리하는 저녁은 천천히 즐기면서 먹자. 편안하고 느긋한 마음으로 맛있는 음식을 먹으면 스트레스도 풀린다.

식사 간격도 염두에 두자. **아침·점심·저녁은 5~6시간 간격을 두고 먹는 것이 가장 바람직하다. 5~6시간 정도면 먹은 음식물이 거의 소화되기 때문이다. 제대로 소화된 뒤에 다음 식사를 해야 위장에 부담이 가지 않는다.**

아침·점심·저녁을 4:2:4의 비율로 먹을 수 없는 상황이라면 4:3:3이나 3:3:4도 괜찮다. 스트레스를 받지 않도록 자신의 평소 생활 리듬에 맞춰서 실천하는 것이 중요하다.

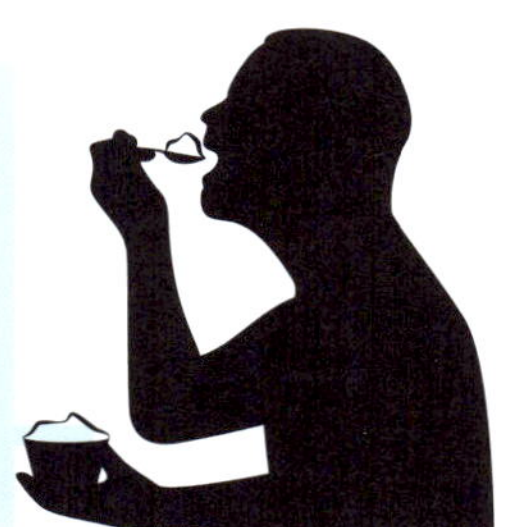

아침밥은 든든하게

아침밥은 하루 중 가장 든든하게 챙겨 먹자. 아침을 먹으면 쉬고 있던 장이 활발하게 움직이기 시작한다. 당질 때문에 신경 쓰이는 탄수화물 함량이 높은 음식도 신진대사 작용이 활발한 아침에는 마음껏 먹어도 괜찮다.

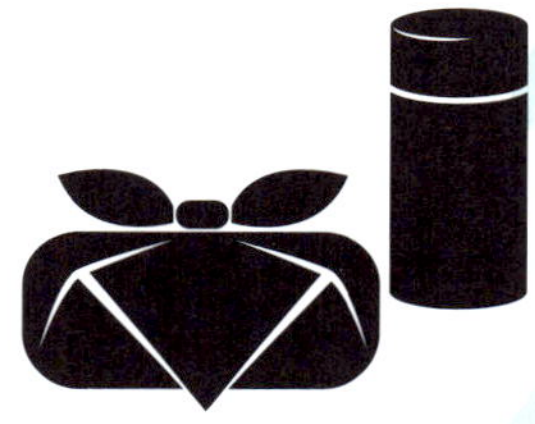

점심밥은 적당히

오후의 작업 효율이 떨어지지 않도록 위의 60~70퍼센트를 채울 만큼만 먹자. 식후에 커피를 마시며 잠깐이나마 여유를 만끽하면 만족감이 더해진다.

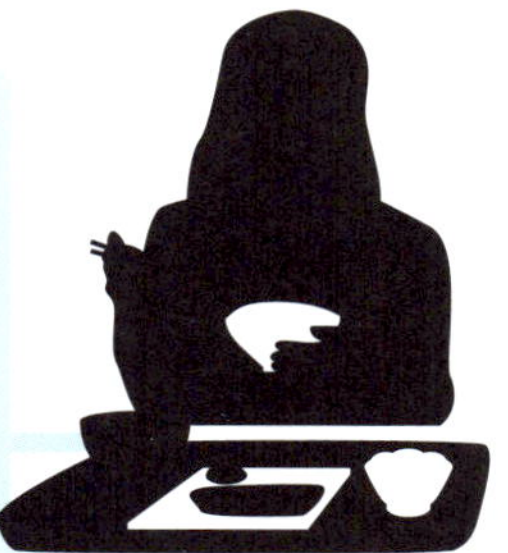

저녁밥은 취침 3시간 전까지

잠자리에 들기 전에 위에서 소화를 마칠 수 있도록 취침 3시간 전, 되도록 오후 9시까지는 식사를 마치자. 이 시간에 교감신경에서 부교감신경 우위로 전환된다.

하루 세끼를 4:2:4의 비율로 먹을 수 없는 상황이라면?

4:3:3이나 3:3:4의 비율로 먹어도 괜찮다. 단, 아침을 거르고 점심을 푸짐하게 먹어서는 안 된다. 자율신경의 안정을 위해서라도 아침은 꼭 챙겨 먹자.

아침에는 1시간 일찍 일어나 꿀 요거트를 먹는다

세끼 중 가장 중요한 식사는 아침이다. 아침 시간을 어떻게 보내느냐에 따라 그날의 컨디션이 결정되기 때문이다. 그러니 아침은 최대한 여유롭고 우아하게 먹자. 그렇다고 제대로 갖춰서 먹어야 한다는 의무감이 지나치면 오히려 스트레스 요인이 될 수 있다.

그래서 **아침 식사로는 가볍게 먹기 좋고 장 건강에도 이로운 비피두스균을 함유한 요거트를 추천한다. 장내 비피두스균은 나이가 들수록 줄어들기 때문에 아침마다 요거트로 섭취하면 효과적이다.** 같은 비피두스균이라도 제조사에 따라 종류가 다르므로 여러 제품을 시도해보고 자신에게 맞는 요거트를 찾자.

플레인 요거트에 장내 세균의 먹이가 되는 꿀을 추가해서 먹어도 좋다. 천천히 식사해야 자율신경이 안정되므로, **그동안 아침을 먹지 않던 사람이라면 평소보다 1시간 일찍 일어나 꿀 요거트부터 먹어보자.** 여기에 식이섬유가 풍부한 바나나를 곁들여도 좋다. 필자도 매일 아침 이렇게 먹었더니 피부에서 윤기가 돈다는 칭찬을 들을 정도로 컨디션이 좋아졌다.

꿀 요거트에 추가하자면, **햄과 달걀프라이를 곁들인 샐러드도 단백질과 식이섬유를 섭취할 수 있어 아침 메뉴로 좋다. 주식으로는 식이섬유가 풍부한 보리밥이나 통밀빵을 추천한다.** 매일 아침으로 무엇을 먹을지 대강 정해놓으면 허둥대지 않고 아침 식사를 즐길 수 있다.

1시간 일찍 일어나
꿀 요거트 먹기

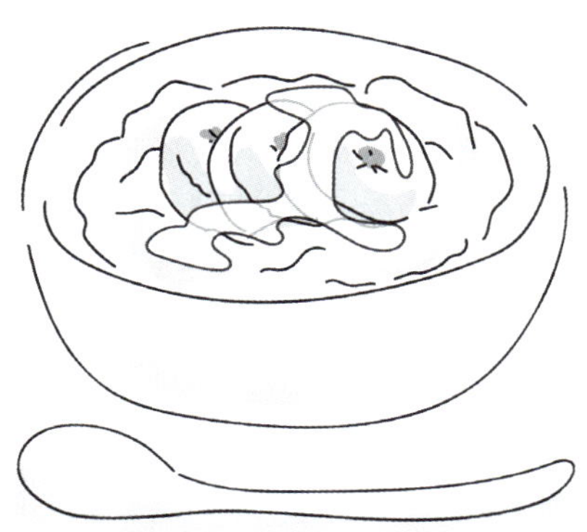

자율신경 안정을 위해서라도 아침은 꼭 챙겨 먹어야 한다. 아침으로는 만들기도 간단하고 꾸준히 먹기도 편한 꿀 요거트를 추천한다. 허둥대지 않고 느긋하게 먹을 시간을 확보하는 것도 중요하므로, 평소보다 1시간 일찍 일어나는 습관을 들이자.

발효 식품

비피두스균을 함유한 요거트

장내 유익균을 늘리려면 장에서 유익균으로 변하는 유산균이나 비피두스균을 섭취하는 방법이 가장 효과적이다. 비피두스균은 나이가 들수록 감소하므로 신경 써서 섭취하자.

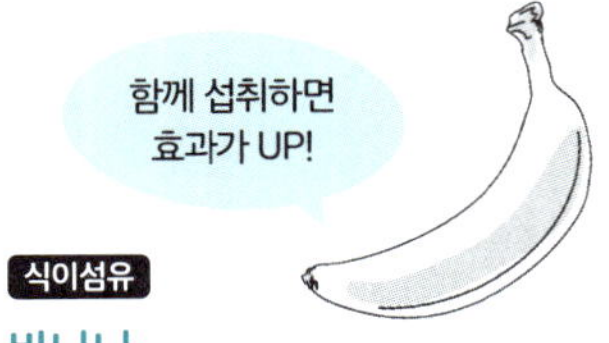

식이섬유

바나나

바나나에는 비타민과 미네랄이 풍부하고 단백질도 들어 있다. 장내 환경을 개선하기 위해서는 저항성 전분이 듬뿍 든 위아래가 푸르고 단단한 덜 익은 바나나를 고르는 편이 좋다.

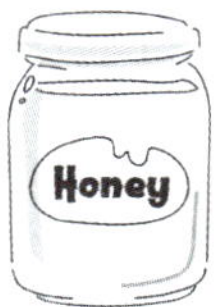

올리고당

꿀

꿀에 든 올리고당과 글루콘산은 유익균의 먹이로서 유해균의 증식을 억제하여 장운동이 활발하도록 돕는다.

나와 잘 맞는 요거트를 찾자

하루에 요거트 100그램 정도를 한두 달 꾸준히 먹어보고 변 상태가 좋아지거나 피부에서 윤기가 나는 등 컨디션이 개선되었다면 잘 맞는다는 증거다. 배가 땡땡해져서 팽만감이 든다면 장내 환경이 변화하고 있다는 신호다. 단, 3~4일이 지나도 팽만감이 지속된다면 다른 제품으로 바꿔 보자.

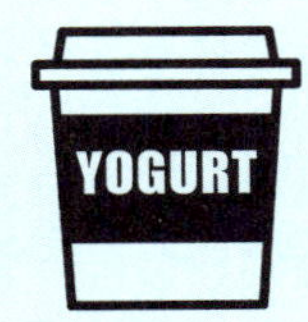

05 점심은 가볍게 먹어 식후의 졸음을 막는다

점심은 하루 식사량의 비율을 고려해 가볍게 먹자. 아침을 거르고 점심을 푸짐하게 먹으려는 사람도 있는데, 그러면 자율신경이 안정되지 않는다. **자율신경을 생각한다면 아침은 반드시 먹어야 한다. "아침은 든든하게, 점심은 가볍게"를 마음에 새기자.**

점심은 즐기면서 맛있게 먹는 것이 중요하다. **좋아하는 음식을 천천히 즐기면서 먹으면 적은 양으로도 만족감을 얻을 수 있고 자율신경도 안정된다.**

점심 식사 후 느닷없이 덮쳐 오는 졸음에 시달리는 경우도 적지 않다. 이러한 식곤증은 자율신경의 전환이 급격히 이루어지면서 생긴다. 식사 중에는 교감신경이 기세 좋게 우위를 차지했다가, 식사를 마치고 나면 위장 활동이 활발해지면서 부교감신경 우위로 완전히 전세가 뒤바뀌기 때문이다. 게다가 식후에는 소화기관으로 혈류가 집중되면서 뇌로 가는 양이 줄어들어 머리가 멍해진다. 하지만 이러한 문제는 해결할 수 있다. 두 가지만 기억하자.

첫째, 점심 식사 전에 물을 한두 잔 마신다. 식사 전에 물을 마셔서 미리 장운동을 해두면 식사 도중에도 부교감신경이 쭉 우위를 차지하여 자율신경의 급격한 전환을 막을 수 있다. **둘째, 위의 60~80퍼센트를 채울 만큼만 꼭꼭 씹어 먹는다.** 꼭꼭 씹어 먹으면 부교감신경이 활성화되고, 과식하지 않고 적당량만 먹으면 뇌로 가는 혈류 부족 문제를 막을 수 있다.

오후의 업무 효율은 점심을 어떻게 먹느냐에 달렸다. 이 두 가지 대처법을 기억해두면 도움이 될 것이다.

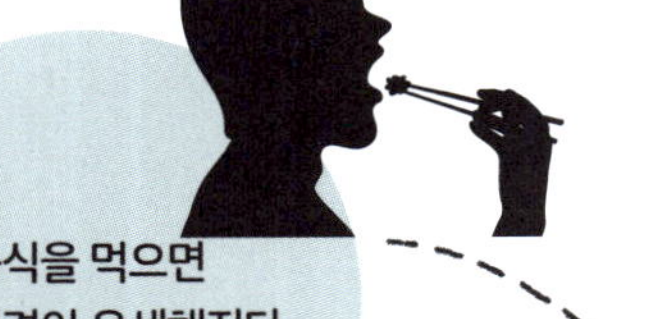

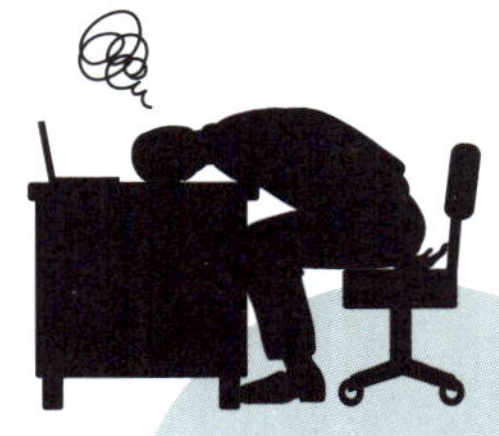

대처법

식사 전에 물을 한두 잔 마신다

음식을 먹기 전에 미리 위장을 활성화하여 교감신경에서 부교감신경 우위로 급격히 전환되는 것을 막는다.

위의 60~80퍼센트를 채울 만큼만 꼭꼭 씹어 먹는다

천천히 꼭꼭 씹어 먹으면 부교감신경으로 완만하게 전환된다. 먹는 양을 줄이면 뇌로 가는 혈류 부족 문제도 막을 수 있다.

점심을 탄수화물 위주로 먹는다면

탄수화물은 혈당을 급격히 올리므로 점심에는 덜 먹는 편이 좋다. 하지만 카레라이스나 면 요리를 먹고 싶은 날도 있을 것이다. 그럴 때는 참지 말고 먹되, 밥이나 면의 양을 절반으로 줄여보자.

저녁 식사는
취침 3시간 전까지

저녁은 되도록 일찍 먹자. 소화에는 3~5시간 정도가 걸린다. 따라서 아침을 오전 7시에 먹었다면 점심은 오후 12~1시, 저녁은 오후 5~6시에 먹기 시작해야 위장에 부담이 가지 않는다. 꽤 이른 시간이라고 생각할 수 있지만, **저녁 식사는 잠자리에 들기 최소 3시간 전까지는 마치는 편이 좋다. 밤 11시에 잠자리에 든다면 늦어도 오후 8시까지는 식사를 마치자.**

소화는 식후 3시간 동안 가장 활발하게 이루어진다. 소화할 시간을 주지 않고 잠자리에 들면 식후 혈당이 정상치로 떨어지지 않아 지방이 잘 쌓인다. 게다가 위에 음식물을 남겨둔 채로 잠들면 위산이 식도로 역류해 역류성 식도염에 걸릴 위험도 있다. 무엇보다도 **교감신경이 활성화된 상태이므로 얕은 잠에 들어 수면의 질이 떨어진다. 이러한 생활을 이어가면 불면증이나 비만을 초래할 뿐 아니라 자율신경 자체가 불안정해진다.** 덧붙여, 밤 10시부터 새벽 2시까지는 부교감신경이 급격히 활성화되는 '장의 골든 타임'이다. 이 시간대에 장에서 양질의 소화·흡수와 장벽 복구가 이루어져야 자율신경이 안정된다.

따라서 저녁 식사 이후의 3시간은 최대한 느긋하게 보내자. 욕조에 몸을 담그는 것도 좋다. 그러는 동안 서서히 활동 모드인 교감신경에서 휴식 모드인 부교감신경으로 전환되어 3시간 뒤에는 몸과 마음이 모두 잠들 준비를 마친다. 이 상태로 잠자리에 들면 수면의 질도 오르고 피로가 남지 않아 다음 날 아침 개운하게 눈뜰 수 있다.

음식을 먹으면 위에서 소화되는 데 3시간 정도 걸린다. 지방이 많은 음식을 먹으면 소화에 4~5시간이 걸리기도 하므로, 소화가 잘되도록 밤에는 더 천천히 신경 써서 꼭꼭 씹어 먹자.

잠자는 시간은 장의 골든 타임으로, 장은 이 시간대에 가장 활발하게 일한다. 장벽의 복구도 이때 이루어진다.

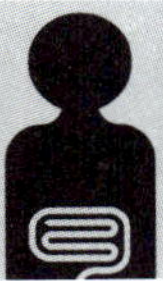

식사 후에 바로 잠들면 장벽이 제대로 복구되지 않아 자율신경의 균형이 무너질 뿐 아니라, 온갖 불편한 증상이 나타난다.

- 체력 및 면역력 저하
- 장내 환경 악화
- 피로 누적
- 수면의 질 저하
- 비만
- 역류성 식도염 등

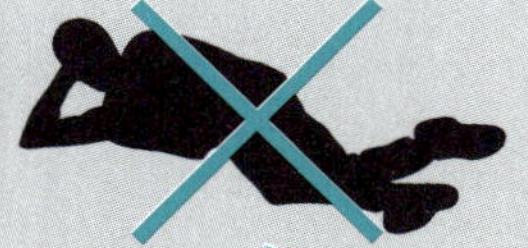

저녁 식사 후 3시간 동안 잠들지 않도록
매일 그 시간에 반복적으로 할 일을 정해두자.

07 장 건강에는 식이섬유와 발효 식품이 필수다

자율신경 균형을 바로잡으려면 우선 장이 건강해야 한다. **장내 환경을 개선하고 싶다면 식이섬유와 발효 식품에 주목하자.**

식이섬유는 장의 청소부로서 노폐물이나 덕다 남은 음식물 찌꺼기를 수거해 변으로 배출한다. 그래서 매일 식이섬유를 잘 챙겨 먹으면 쉽게 변비에 걸리지 않는다.

장을 청소하는 식이섬유

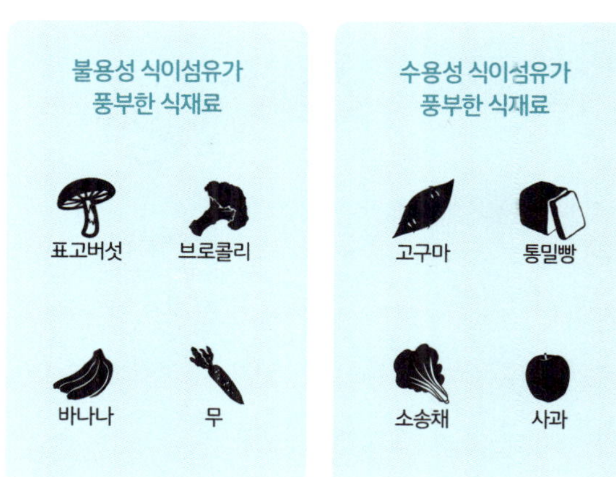

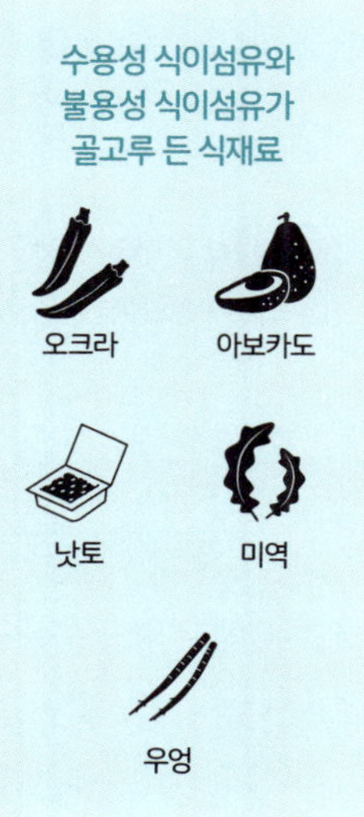

수용성 식이섬유는 변을 부드럽게 만들어 배변을 원활하게 한다. 수분을 흡수하면 부피가 커지는 불용성 식이섬유는 장을 자극하여 배변을 촉진한다. 두 가지 모두 균형 있게 섭취하자.

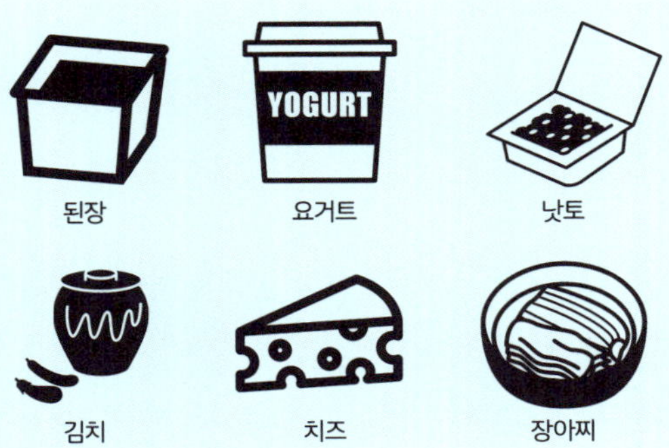

발효 식품은 유익균의 먹이가 되어 장내 환경을 개선하니 적극적으로 섭취하자. 자율신경 안정은 물론, 면역력 향상에도 도움이 된다.

올리브유와 아마씨유

올리브유나 아마씨유를 한 스푼씩 먹는 것도 장내 환경 개선에 도움이 된다. 올리브유와 아마씨유는 배변을 원활하게 해줄 뿐 아니라 항산화 물질이 풍부해서 나쁜 콜레스테롤을 줄여주고 세포의 노화를 막는다. 낫토, 요거트, 된장국 등에 넣어서 먹어도 좋다.

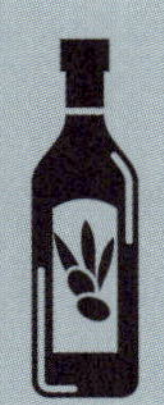

식이섬유는 '불용성 식이섬유'와 '수용성 식이섬유'의 두 종류로 나뉘는데 각각 성질이 다르다. 불용성 식이섬유는 수분을 흡수하면 부피를 키워 배변을 촉진한다. 하지만 지나치게 섭취하면 변의 수분까지 빼앗아 오히려 변비가 심해질 수 있다. 반면 수용성 식이섬유는 물에 녹으면 젤 형태로 변해 변을 부드럽게 만드는 방식으로 직접 변비 해소를 돕는다.

식재료에는 보통 불용성 식이섬유와 수용성 식이섬유가 함께 들어 있다. 그러니 **너무 까다롭게 구분하려 들지 말고 평소에 채소, 버섯, 해조류를 골고루 많이 섭취하자.**

한편 발효 식품은 장내 유익균을 늘리는 방식으로 장내 환경을 개선한다. 예를 들자면, 요거트에 든 유산균이나 비피두스균은 유익균을 늘리고 유해균의 증식을 억제한다. **요거트 외에 된장, 낫토, 치즈와 같은 발효 식품을 식사할 때마다 하나라도 곁들여 먹는 편이 좋다.**

그밖에 자율신경의 원료인 단백질도 신경 써서 섭취하자. 기본적으로 다양한 영양소를 골고루 균형 있게 섭취하는 것이 바람직하다.

08 자율신경 균형을 바로잡는, 장수 된장국

된장은 누구나 일상적으로 먹는 대표적인 발효 식품이다. 슈퍼 푸드로 불리는 된장에는 몸에 좋은 영양소가 듬뿍 들어 있다. 우선 된장의 원료인 대두에는 단백질, 비타민, 식이섬유가 풍부하다. 게다가 대두를 발효시켜 된장으로 만들면 아미노산과 비타민 B군을 비롯한 다양한 영양소가 생성된다. 발효하는 과정에서 유산균도 발생하므로 장 건강에도 효과적이다. 그 밖에도 된장은 노화를 억제하고 혈압 상승을 막고 암을 예방하는 등 다방면에 걸쳐 건강에 이로운 영향을 미친다.

된장은 된장국 형태로 만들어 먹으면 좋다. 누구나 아는 가장 기본적인 음식이지만, 이 방법이 가장 효율적이다. 된장국에는 다양한 재료를 넣을 수 있으므로 한 그릇만 먹어도 영양가는 충분하다. 따뜻한 음식이라는 점도 중요하다. 국이 위장을 지날 때 혈류를 촉진하고 부교감신경의 활성화를 돕기 때문이다.

특히 필자가 고안한 '장수 된장국'을 추천한다. **장수 된장국은 붉은 된장과 흰 된장에 혈류를 촉진하는 양파와 장내 환경을 개선하는 사과 식초를 넣고 잘 섞어서 얼린 특제 된장 큐브로 만든다.** 붉은 된장은 항산화 작용이 뛰어나고 흰 된장에는 유산균이 풍부하다. 두 종류의 된장을 섞으면 자율신경과 장내 환경 모두에 긍정적 효과를 발휘한다.

장수 된장국은 급격히 교감신경이 활성화되는 아침에 먹으면 좋다. 따뜻한 된장국을 먹으면 마음이 안정되어 아침 시간을 의미 있게 보낼 수 있다.

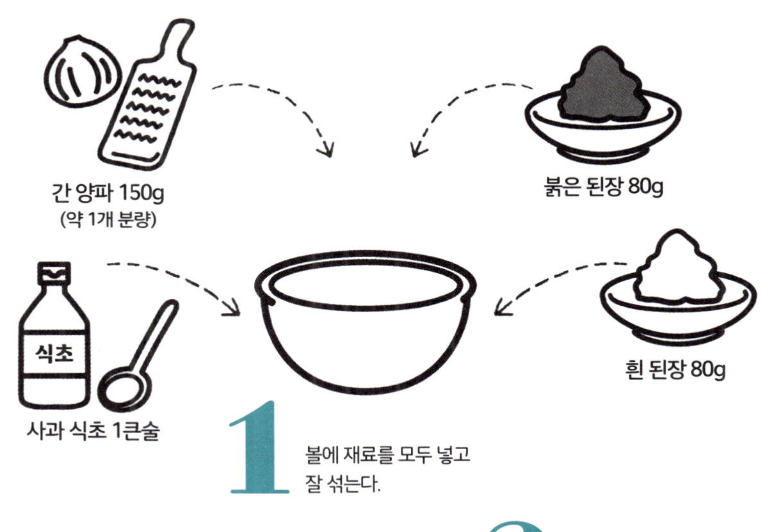

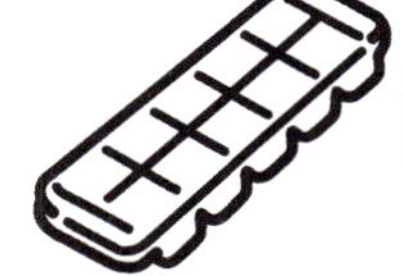

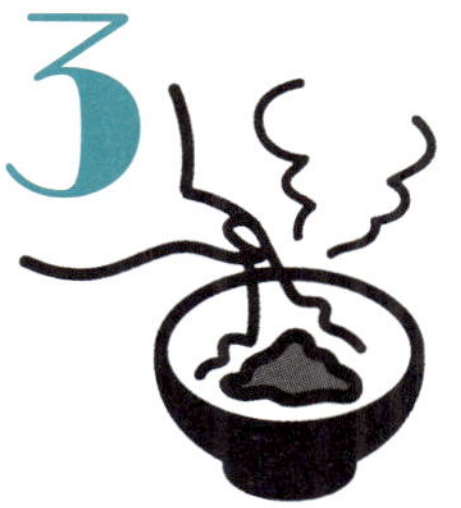

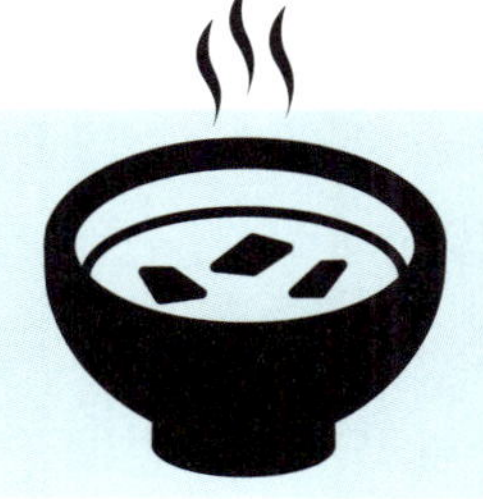

초조하고 짜증 날 때, 따끈한 국물 한 그릇을!

따끈한 국물을 먹으면 마음이 편안해진다. 위의 혈류가 촉진되어 부교감신경이 활성화되기 때문이다. 짜증이 나거나 피곤할 때는 간편하게 된장국을 만들어 즐겨보자.

※ 상기 레시피에서 나오는 '된장'은 일본된장을 기준으로 작성되었습니다.

너무 철저하게 지키려 애쓰면 오히려 역효과가 난다

장은 '제2의 뇌'라고 불릴 만큼 정신적 영향을 쉽게 받는다. 장에 이로운 식습관이나 장 건강 관리에 효과적인 음식은 다양하지만, 전부 다 실천하려고 애쓰면 오히려 스트레스가 쌓인다. 또 건강을 지나치게 염려한 나머지 맛없다고 느끼는 음식을 계속 먹으면 고통만 남는다. 그러면 **장은 스트레스와 고통에 민감하게 반응해 장내 환경이 악화된다. 혈류도 나빠져 자율신경에도 악영향을 미친다.** 즉, 건강식을 너무 철저하게 지키려고 애쓰면 장과 자율신경 모두에 역효과가 난다.

물론 좋아하는 음식을 내키는 만큼 실컷 먹게 내버려두면 폭식으로 이어질 수 있다. 하지만 폭식이나 과식을 부르는 근본적 원인은 스트레스다. **좋아하는 음식을 억지로 참거나 과도하게 식단을 조절하면 그 반작용으로 오히려 폭식하게 될 수 있다. 너무 엄격하게 제한하기보다, 좋아하는 음식을 즐기면서 천천히 먹는 습관을 들이면 결코 과식으로 이어지지 않는다.** 스트레스가 사라지면 조금 부족한 듯 먹어도 충분히 만족감을 느낄 수 있다.

자율신경의 균형을 바로잡기 위해서는 맛있는 음식을 즐겁게 먹어야 한다. **진심으로 즐기면서 식사하면 장운동이 활발해지고 자율신경도 저절로 안정된다.** 그리고 자율신경이 안정되면 몸에 이로운 식재료를 자연스럽게 맛있다고 느낀다. 너무 무리하지 말고 '맛있다'라는 감각을 우선하여 몸과 마음이 원하는 음식을 먹는 것이 중요하다.

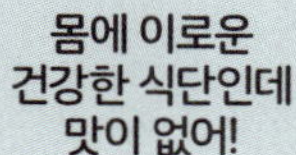

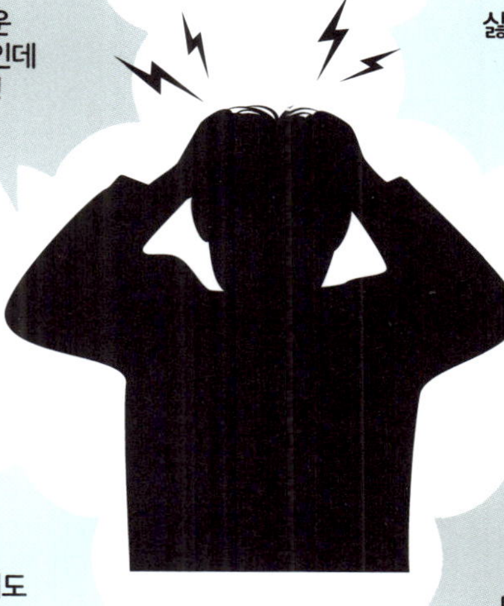

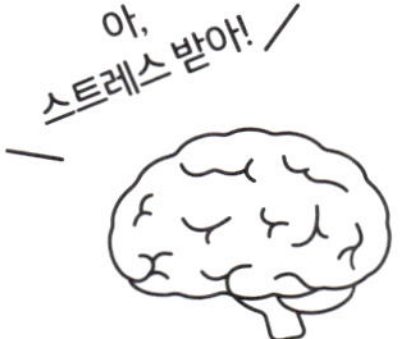

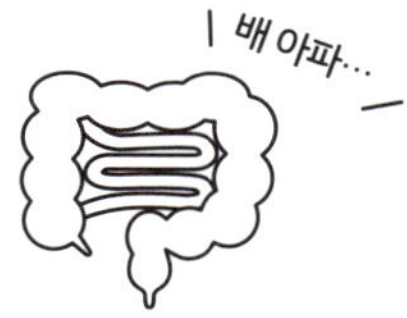

스트레스를 받으면 장에 문제가 생기고 자율신경의 균형도 깨진다. 즉, 스트레스는 몸과 마음 모두에 악영향을 미친다.

아무리 몸에 좋은 음식이어도 '맛없어!' '못 먹겠어!'라는 생각이 든다면 먹으면서도 스트레스가 쌓인다. 맛있는 음식을 즐기면서 먹자. 그래야 장이 활발히 움직이고 자율신경도 안정된다.

자율신경 균형을 바로잡는 좋은 습관과 나쁜 습관

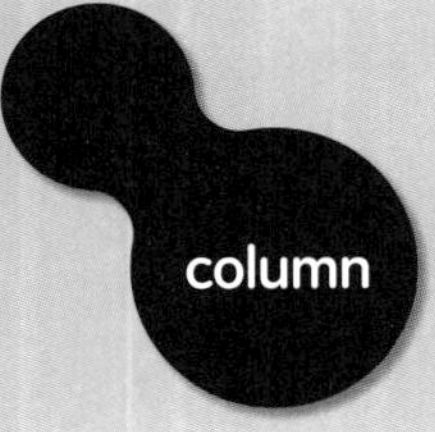

Q 커피를 자주 마시는데 괜찮을까요?

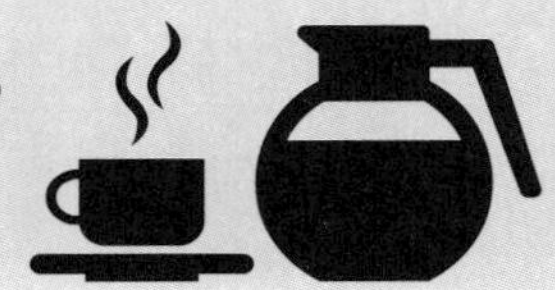

하루 2~4잔의 따뜻한 커피는 자율신경 안정에 도움이 됩니다.

커피에 든 카페인은 교감신경을 활성화하여 졸음을 깨우고 기분을 상쾌하게 해준다. 그런 의미에서 아침에 따뜻한 커피 한 잔을 마시는 습관은 매우 바람직하다.

폴리페놀 계열 화합물인 클로로겐산의 효능 또한 주목할 만하다. 클로로겐산은 항산화 작용을 하고 혈관을 확장해 혈류를 개선한다. 커피를 마시면 카페인이 장을 자극해 연동 운동이 활발해지므로 변비 해소에도 도움이 된다. 또 카페인은 세로토닌이나 도파민 같은 행복 호르몬의 분비를 촉진한다. 하루에 커피를 2~4잔 마시는 사람은 우울증에 잘 걸리지 않는다는 연구 자료도 있다.

하지만 커피를 너무 많이 마시면 카페인의 영향으로 자율신경 균형이 깨진다. 커피의 하루 적정량은 2~4잔이다. 커피는 되도록 낮에 마시고 잠들기 3시간 전에는 피하자. 차갑게 마시면 장에 부담이 가니 따뜻하게 마시는 편이 좋다.

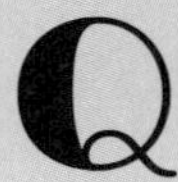

Q 술은 마셔도 되나요?

술은 적정량을 지키면서 즐겁게 마시면 긴장이 풀려 스트레스 해소에 도움이 된다. 다만 너무 많이 마시면 교감신경이 지나치게 활성화되어 자율신경 균형이 무너지니 주의하자. 알코올이 이뇨 작용을 촉진하여 탈수 증상이 나타나고 흘류도 나빠진다. 적정량을 지키면서 술 한 잔당 물을 한 잔씩 마시는 편이 좋다. 이런 식으로 마시면 탈수를 예방할 수 있다.

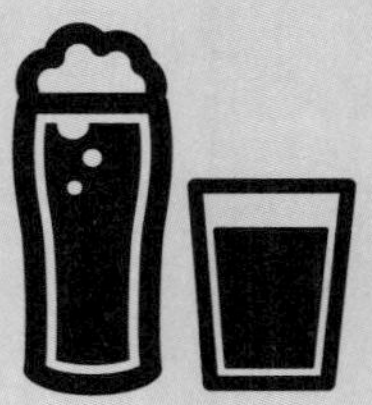

Q 담배를 피우지 않으면 짜증이 나요. 그러니 피워도 되겠죠?

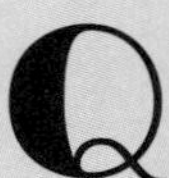

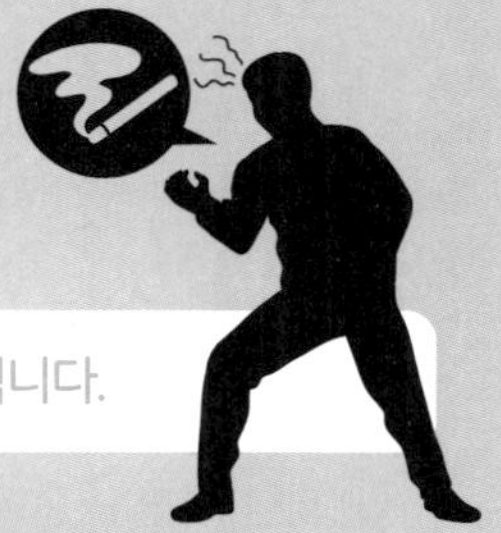

담배는 스트레스 해소에 도움이 되지 않는다. 오히려 담배에 든 니코틴이 교감신경을 자극해 자율신경의 균형을 깨뜨린다. 담배를 피우면 짜증이 가라앉는 이유는 스트레스가 풀려서가 아니라 니코틴 금단 증상이 해소되었기 때문이다. 이런 경우라면 이미 뇌가 니코틴에 의존하고 있을 가능성이 크다. 흡연은 폐암을 유발할 위험도 있으니 가끔 피우는 것도 안 된다. 금연을 목표로 하자.

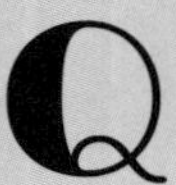

Q 오후에 허기가 집니다. 간식을 먹어도 될까요?

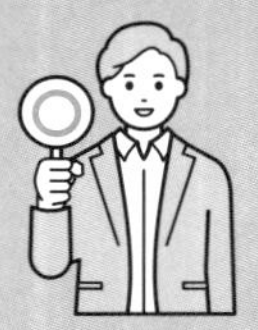

조금씩 자주 먹으면 자율신경의 안정에도 도움이 됩니다. 간식으로는 초콜릿, 말린 과일, 견과류를 추천합니다.

간식은 자율신경의 안정에 효과적이다. 조금씩 자주 먹으면 그때마다 부교감신경이 활성화되어 장운동도 원활해진다. 다만, 무엇을 먹느냐가 중요하다.

간식으로는 초콜릿, 말린 과일, 견과류를 추천한다. 초콜릿은 혈류를 개선하고 항산화 작용을 하며 미네랄도 풍부하다. 두뇌 피로를 풀어주는 테오브로민까지 든 영양소가 풍부한 식품이다. 말린 과일과 견과류에도 비타민, 미네랄, 식이섬유가 듬뿍 들어 있다.

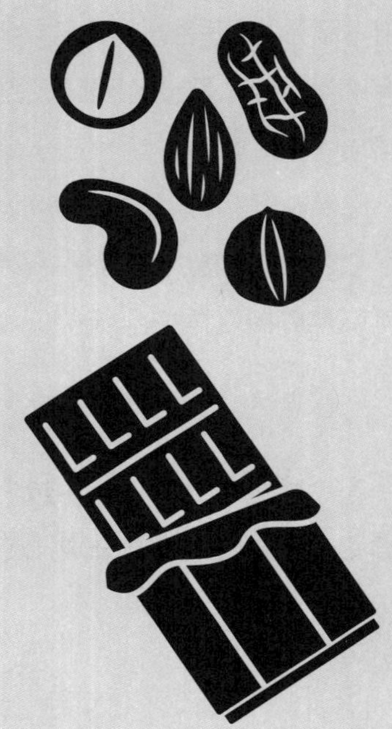

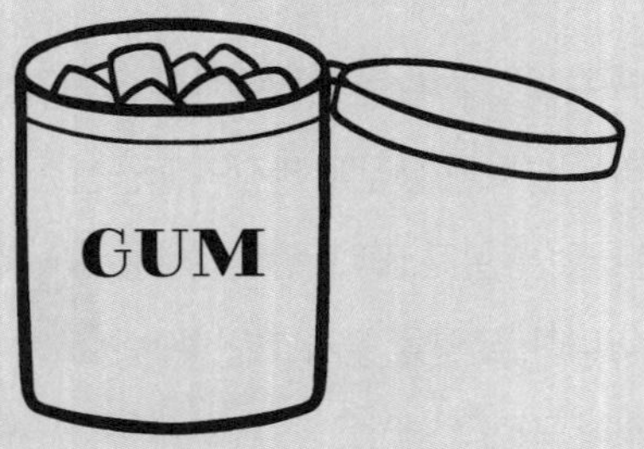

입이 심심할 때는 껌을 씹으면 좋다. 껌 씹는 리듬의 영향을 받아 부교감신경이 활성화되고 뇌로 가는 혈류가 증가해 작업 효율이 향상된다.

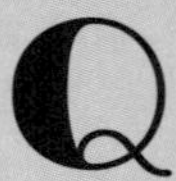

Q 스마트폰을 보다가 잠드는 습관이 있습니다. 괜찮을까요?

수면의 질이 점점 떨어집니다. 침대에 누우면 이미 잠든 것으로 치고, 취침 1시간 전에는 스마트폰 전원을 끄세요.

자기 전에 스마트폰을 보면 블루라이트가 교감신경을 자극해 정신이 말똥해져서 쉽게 잠들지 못한다. 당연히 수면의 질도 떨어진다. 잠들기 1시간 전, 최소 30분 전에는 스마트폰을 멀리하자. 침대에 누우면 잠든 것으로 치고 스마트폰 전원을 끄는 것이 가장 확실하다. '나는 이미 잠들었다'라고 자기 암시를 걸면 스마트폰에 대한 집착이 사라져 보지 않아도 괜찮아진다.

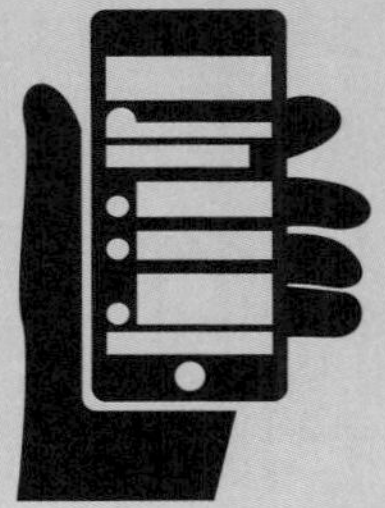

Q 실컷 쇼핑하고 나면 속이 후련합니다. 스트레스 해소에 도움이 되겠죠?

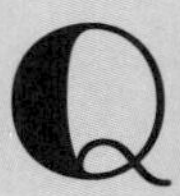

충동구매는 자율신경을 불안정하게 만듭니다. 쇼핑을 즐기고 싶다면 설레는 마음으로 무엇을 살지 고민하는 과정을 거쳐야 합니다. 계획적으로 쇼핑하세요.

충동구매에는 후회가 뒤따른다. 충동적으로 물건을 사는 동안에는 교감신경이 급격히 활성화되지만, 뒤따라오는 '후회'라는 부정적 감정에 빠지면 자율신경 균형이 깨진다. 쇼핑을 잘하고 싶다면 무엇을 살지 미리 계획을 세우자. 불필요한 구매를 피할 수 있을 뿐만 아니라, 무엇을 살지 고민하면서 고를 때의 설렘과 두근거림이 자율신경에 긍정적 영향을 미친다.

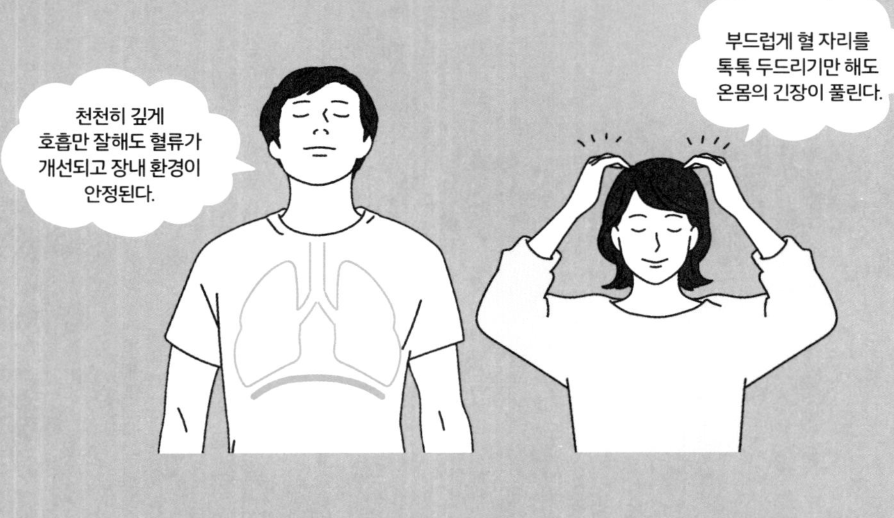
천천히 깊게
호흡만 잘해도 혈류가
개선되고 장내 환경이
안정된다.
부드럽게 혈 자리를
톡톡 두드리기만 해도
온몸의 긴장이 풀린다.

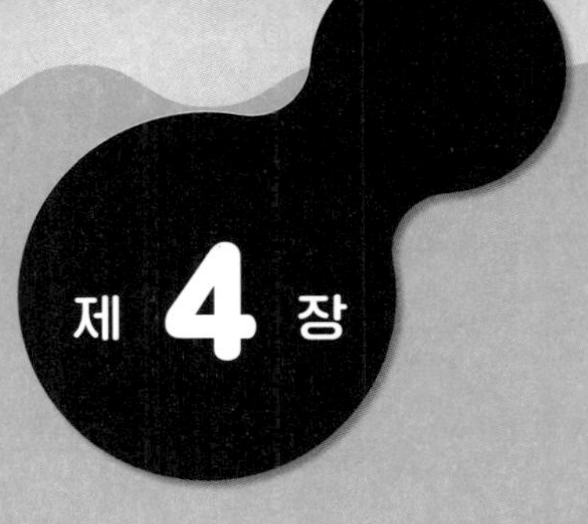

자율신경이 눈에 띄게 안정되는 최고의 습관

자율신경은 사소한 일로 균형을 잃지만,
사소한 습관 하나로 균형을 되찾기도 한다.
효과적이면서도 간단한 일상의 습관을
뭐든 하나라도 좋으니 실천해보자.

01 자율신경을 효과적으로 안정시키는 1:2 호흡법

자율신경 안정에는 호흡이 매우 중요하다. 우리는 **스트레스를 받거나 긴장하면 교감신경이 활성화되는데, 그와 동시에 호흡도 얕아진다. 반대로 천천히 깊게 호흡하면 부교감신경이 활성화된다.**

부교감신경이 활성화되면 혈관이 확장되어 혈류가 원활해진다. 근육의 긴장도 풀려 어깨에서 불필요한 힘이 빠지므로 몸과 마음이 편안해진다. 즉, 자율신경과 호흡은 서로 밀접하게 맞물려서 돌아간다.

이러한 특징을 기억하면 평소 일상에서 자율신경의 불균형을 어느 정도 조절할 수 있다. 우선 **깊은 호흡을 유도하는 '1:2 호흡법'을 실천해보자. 숨을 들이마실 때와 내쉴 때의 비율을 1:2로 맞추기만 하면 되는 매우 간단한 호흡법이다. 구체적으로 설명하자면, 3~4초 동안 코로 숨을 들이마시고 그것의 두 배인 6~8초 동안 입으로 숨을 내쉬자.**

앞에서 설명한 방법대로 하루에 한 번, 3분 동안 호흡하면 서서히 자율신경이 안정된다. 긴장되거나 짜증 날 때, 과호흡 증상이 나타날 때 해도 효과적이다. 빠르게 마음이 진정되고 긴장이 풀린다.

호흡할 때는 자세에도 유의해야 한다. 구부정한 자세가 되지 않도록 반드시 허리를 곧게 펴고 호흡하자.

또한 자세는 호흡할 때뿐 아니라 평소에도 신경 쓰는 편이 좋다. 당연한 말이지만 등이 구부정하거나 앞으로 수그린 자세를 유지하면 기도가 좁아진다. 그러면 폐가 충

1 : 2 비율로 숨을 들이마셨다가 내쉬는 호흡법을 의식적으로 실천하자.
부교감신경이 자극을 받아 혈류가 원활해진다. 장운동이 활발해지는 효과도 기대할 수 있다.

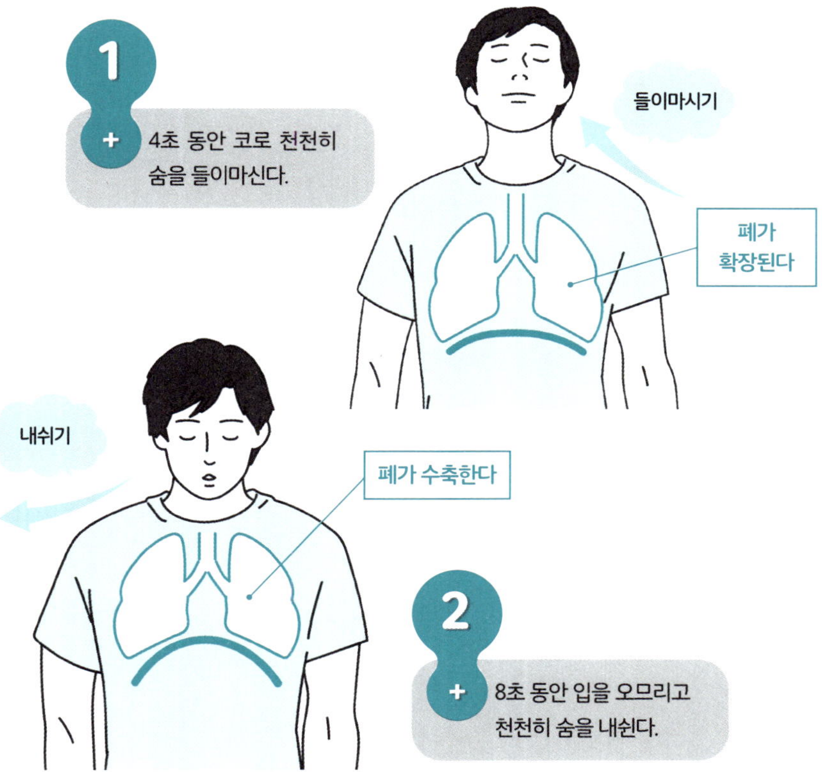

하루에 한 번, 3분을 목표로 실천한다

1 : 2 호흡법을 하루에 한 번 정해진 시간에 규칙적으로 실천하는 습관을 들이자. 초
조하거나 짜증이 날 때, 집중력이 필요할 때 해도 효과적이다. 천천히 숨을 들이마
셨다가 내쉬면 마음이 안정된다.

분히 부풀지 못해 호흡이 얕아지기 쉽다. 무엇보다 책상 앞에 앉아서 일할 때나 스마트폰을 볼 때 특히 주의해야 한다. 힘들겠지만 평소에 의식적으로 최대한 허리를 곧게 펴고 고개를 바로 들자.

피곤하면 피곤할수록
앉아 있지 말고 움직인다

일하다가 지친 채로 퇴근해 잠깐 쉴 생각으로 소파에 앉으면 다시 몸을 일으키기가 어렵다. 누구나 이러한 경험이 있을 것이다. 그럴 때는 **'일단 앉으면 끝이다'라는 마음으로 스스로를 설득하자.**

잠깐이라도 쉬면 교감신경이 꺼지고 부교감신경으로 전환된다. **한 번 꺼진 교감신경의 스위치를 다시 켜려면 상당한 에너지가 필요하다. 결국 더 피곤해져 오히려 자율신경의 균형이 깨진다.** 할 일이 아직 남았다면 꾹 참고 우선 집안일이든 방 정리든 눈앞에 펼쳐진 일부터 해치우자. 그러면 부지런을 떤 만큼 잠들기 전까지 충분히 피로를 풀 만한 시간적 여유가 생기므로 자율신경도 안정된다.

퇴근 직후에는 액셀의 역할을 맡은 교감신경이 여전히 활발하게 작동하는 상태다. 그러니 갑자기 쉬지 말고 무언가를 해서 **교감신경을 서서히 가라앉혀야 한다. 그러기 위해서는 매일 습관처럼 아무 생각 없이 손을 움직이는 일을 하면 좋다.** 필자는 매일 집에 오면 그날 신은 구두를 닦는다. 천천히 구두를 닦으면 호흡이 안정되고 기분도 업무 모드에서 휴식 모드로 전환된다. 방 정리도 효과적이다. 물건이 제 자리에 놓이고 지저분하던 공간이 깨끗해지면 마음도 개운하게 정돈된다.

스트레스와 피로가 누적된 휴일에는 뒹굴면서 시간을 보내기보다는 몸을 움직이는 편이 자율신경 안정에 도움이 된다. 평소보다 피로감이 심하다면 걷기나 스트레칭을 추천한다.

귀가 후 바로 구두를 닦으면 자율신경이 활동 모드에서 휴식 모드로 서서히 전환된다. 잘 닦아 반짝반짝 빛나는 구두를 보면 기분도 말끔해진다.

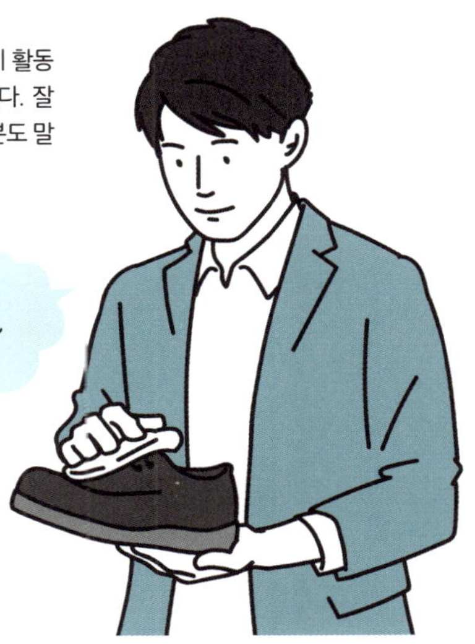

속으로 생각만 하지 말고 입 밖으로 소리 내서 "구두를 닦자!"라고 선언하듯이 말하면, 행동 스위치가 켜진다.

마음까지 정돈되는 하루 한 곳 정리하기

정리는 자율신경을 바로잡는 매우 효과적인 방법이다. 하지만 지칠 정도로 정리하면 오히려 스트레스가 쌓이므로 정리는 하루에 한 곳만, 15~30분 이내로 마쳐야 한다. '책장 한 칸 정리하기', '맨 아래 서랍 옷 버리기'와 같은 구체적 목표를 정해놓고 그 이상은 하지 말자.

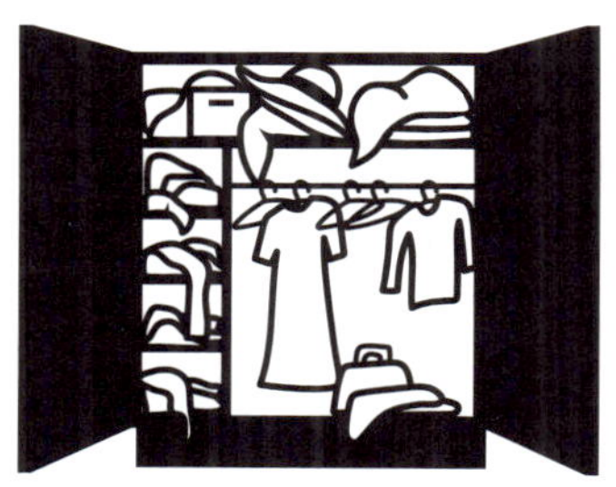

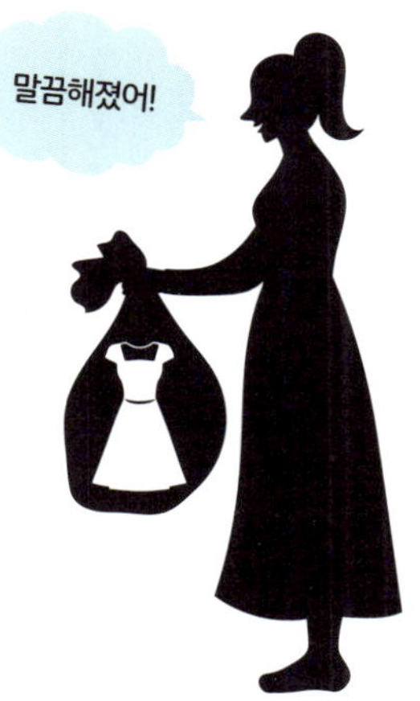

03 스쿼트, 자율신경과 심신에 모두 이롭다

스쿼트는 가장 효율적이면서도 효과적으로 자율신경의 균형을 바로잡을 수 있는 운동이다. 자율신경의 안정에는 습관처럼 할 수 있는 적당한 강도의 운동이 필수적이다. 너무 격렬하게 운동하면 호흡이 얕아지고 교감신경이 지나치게 활성화되어 오히려 역효과가 난다. 무엇보다도 운동을 꾸준히 이어가기가 쉽지 않다. 걷기도 운동으로 좋지만, 평소 운동하는 습관이 없는 사람은 10분 걷기도 귀찮아서 작심삼일에 그치기 일쑤다. 그래서 필자는 스쿼트를 추천한다.

 스쿼트는 쪼그려 앉는 동작만 반복하면 효율적으로 온몸의 근육을 단련할 수 있는 최고의 운동이다. 특히 심장으로 혈액을 보내는 하체의 펌프 작용이 활발해져 혈류가 탁월하게 개선된다. 깊게 호흡하면서 천천히 움직이면 부교감신경도 활성화된다. 무엇보다도 스쿼트의 가장 큰 장점은 단시간에 손쉽게 할 수 있는 운동이라는 점이다. 도구도 필요 없고 쪼그려 앉을 공간만 있으면 된다. **올바른 자세와 호흡법만 신경 쓰면 10회 정도만 해도 충분하다.** 스쿼트를 매일 10회씩 꾸준히 하면 눈에 띄게 자율신경이 안정된다. 또 면역력과 기초대사량이 높아질 뿐 아니라 변비 개선, 허리 통증 예방, 치매 예방과 같은 건강에 이로운 다양한 효과를 기대할 수 있다.

 우선은 입욕 전에 스쿼트하는 습관을 들여보자. 익숙해지면 아침 식사 전에도 추가해서, 아침저녁으로 10회씩 하면 더 효과적이다. 1주일 동안 꾸준히 스쿼트를 하면 피로가 풀려 몸이 가뿐해질 것이다.

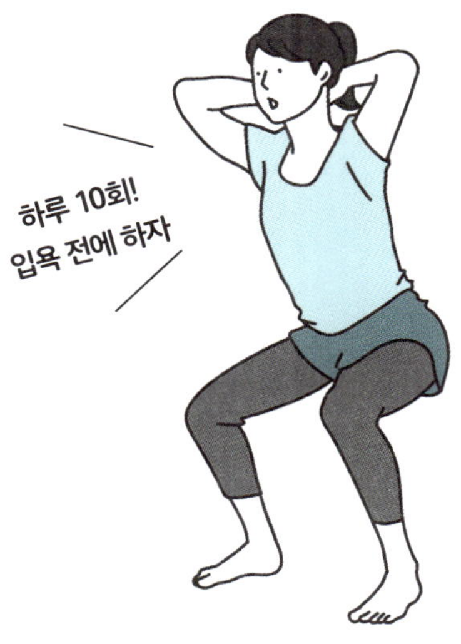

요령 1 심호흡

앉으면서 4초 동안 입으로 숨을 끝까지 내쉬고 일어서면서 4초 동안 코로 숨을 들이마신다.

요령 2 올바른 자세

상체를 숙이면 폐를 압박하므로 주의하자. 양손을 머리 뒤쪽에 대고 가슴을 편다. 허리를 곧게 세우고 발뒤꿈치를 바닥에 단단히 붙인다. 무게 중심은 엉덩이에 둔다.

혈류가 원활해지고 근력이 향상되어 건강해진다

자율신경이 안정되려면 혈액 순환이 원활해야 한다. 이를 위해서는 아래쪽에 몰려 있는 혈액을 위쪽으로 밀어 올리는 하체 근력이 필요하다. 스쿼트는 적당한 강도, 혈류 촉진, 근력 향상이라는 세 가지 요소를 모두 충족하는 최고의 운동이다.

<스쿼트의 효과>

면역력 강화	기초대사량 증가	치매 예방	골다공증 예방
변비 개선	요실금 예방	허리 통증 예방	뇌경색 위험 감소

입욕 전 가벼운 스쿼트

자율신경의 안정에는 가벼운 운동이 필수다. 스쿼트는 간단하면서도 온몸 단련 효과가 큰 운동이므로 매일 꾸준히 실천하는 습관을 들이자. 욕조에 몸을 담그기 전에 스쿼트를 하면 입욕 효과(132쪽)도 높아진다. 동작할 때는 깊게 호흡하면서 올바른 자세를 유지하는 것이 중요하다.

10회 1세트

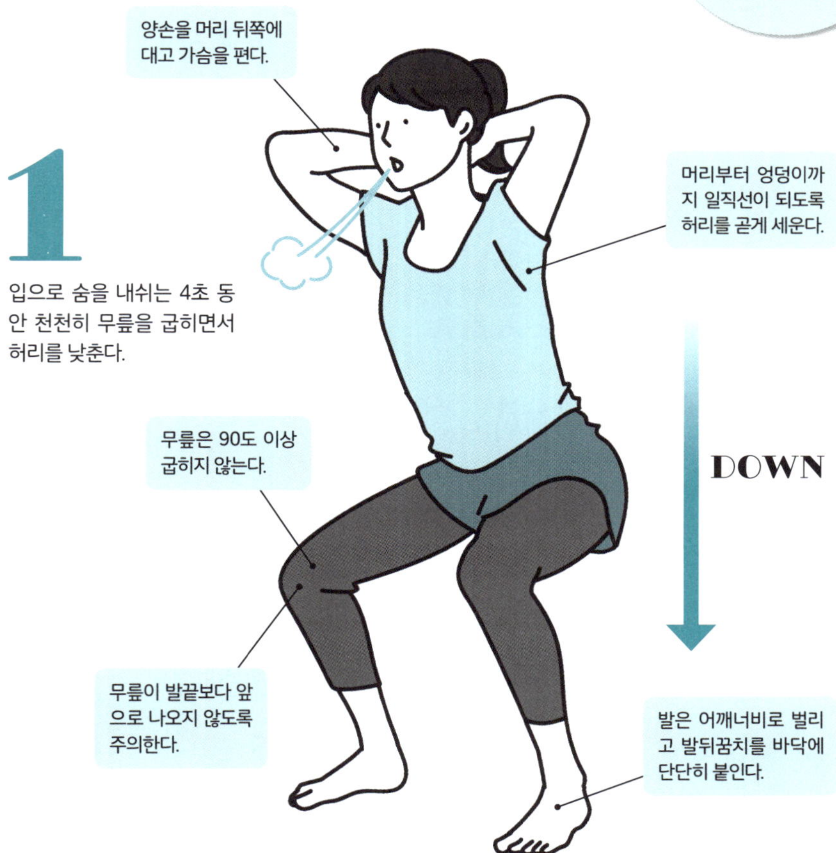

1

입으로 숨을 내쉬는 4초 동안 천천히 무릎을 굽히면서 허리를 낮춘다.

- 운동 중에는 숨을 참지 말고 의식적으로 깊게 호흡한다.
- 입욕 후에는 부교감신경이 활성화되므로 입욕 전에 하는 편이 좋다.
- 무릎은 굽힐 수 있는 만큼만 굽힌다. 무리하면 다칠 수 있으므로 90도 이상으로 굽히지 않는다.

2

코로 숨을 들이마시면서 4초 동안 천천히 무릎을 편다. 1~2를 10회 반복한다.

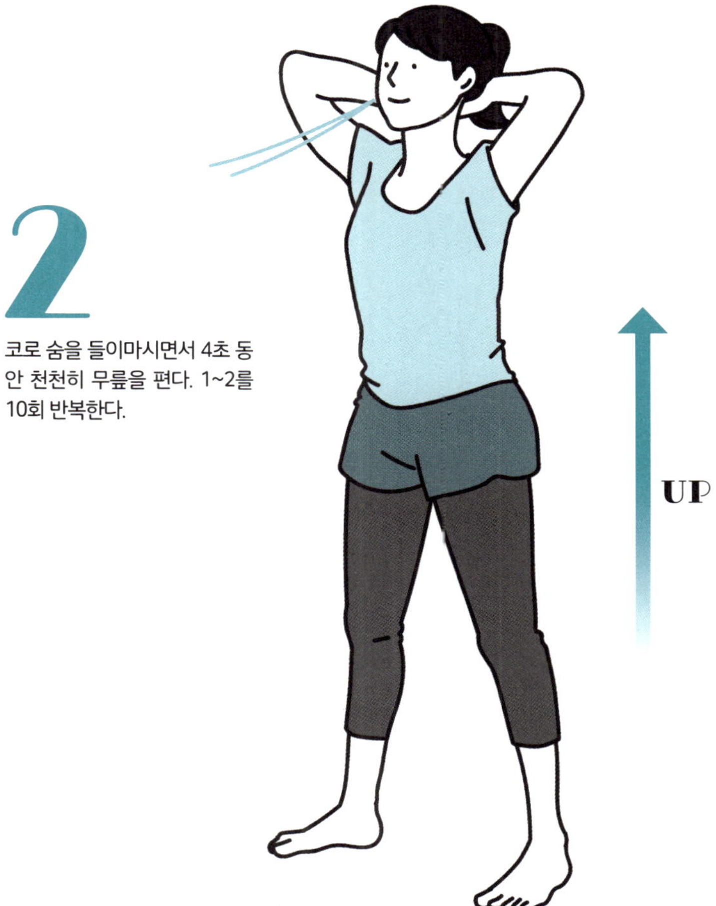

04 따뜻한 물에 15분 동안 몸을 담근다

자율신경 균형을 효과적으로 바로잡고 싶다면 입욕을 추천한다. 잠자리에 들기 전 욕조에 몸을 푹 담그고 편히 쉬면서 부교감신경을 활성화하자. 단, 입욕 시에는 몇 가지 유의할 점이 있다.

우선 물 온도는 살짝 따뜻한 정도가 적당하다. 42도 이상의 뜨거운 물에 몸을 담그면 그 자극으로 교감신경이 활성화되어 오히려 잠이 잘 오지 않는다. 혈관이 수축하고 혈압도 상승한다. 뇌졸중이나 심근경색의 위험도 커진다. **물 온도는 살짝 따뜻하다고 느끼는 39~40도 정도가 몸에도 자율신경에도 가장 좋다. 입욕 시간은 15분이 적당하다. 처음 5분 동안에는 어깨까지 담그고 나머지 10분 동안에는 반신욕을 하자.**

이렇게 하면 효율적으로 심부 체온을 올릴 수 있다. **심부 체온이 38.5~39도 정도로 오를 때 혈액 순환이 가장 원활하고 부교감신경도 쉽게 활성화된다.** 깊게 푹 잠들어 수면의 질도 향상된다.

샤워로 입욕을 대신하는 사람도 많은데, 샤워만 하면 피부 표면만 따뜻해지고 심부 체온은 오르지 않는다. 오히려 심부 체온을 떨어뜨려 부교감신경의 활성화를 방해하기도 한다. 아침이라면 샤워만 해도 괜찮지만, **밤에는 되도록 따뜻한 물에 몸을 푹 담그자. 입욕하기 어려운 상황이라면 엉덩이 위쪽 엉치뼈에 샤워기로 뜨거운 물줄기를 대자.** 엉치뼈에는 혈관이 밀집되어 있어서 이 부위를 따뜻하게 덥히면 온몸의 혈액 순환이 원활해진다.

효과적인 입욕법

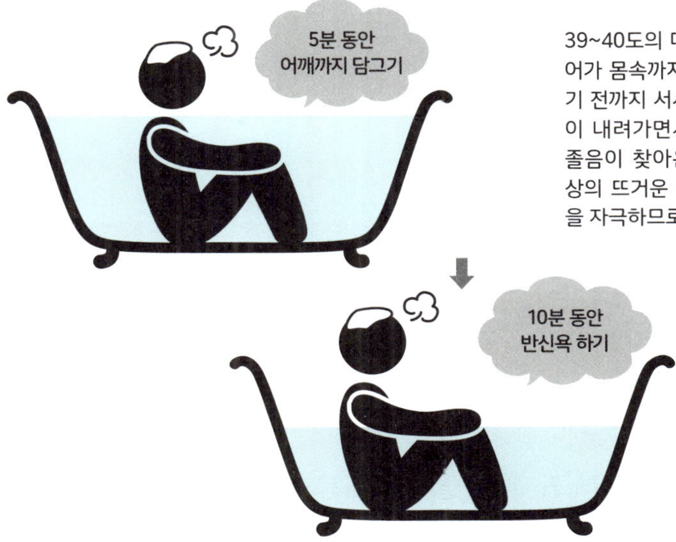

39~40도의 따뜻한 물에 들어가 몸속까지 덥히면, 잠들기 전까지 서서히 심부 체온이 내려가면서 자연스럽게 졸음이 찾아온다. 42도 이상의 뜨거운 물은 교감신경을 자극하므로 피하자.

자율신경 균형을 바로잡는 입욕법

1 + 5분 동안 어깨까지 담근다.

2 + 이어서 10분 동안 명치 부근까지 담그고 반신욕을 한다.

※ 15분 이상 입욕하면 몸에 부담이 가고 교감신경이 활성화되어 수면을 방해한다.

엉치뼈를 따뜻하게 하면 혈액 순환이 원활해진다

엉치뼈란 꼬리뼈 위쪽 부위를 말한다. 엉치뼈 양쪽에 있는 혈관을 덥히면 혈류가 촉진되어 온몸 구석구석까지 피가 돈다. 따뜻한 물로 씻고 나서 살짝 한기가 든다면, 마지막에 샤워기의 물 온도를 약간 뜨겁게 설정하고 엉치뼈 부근에 물줄기를 대자. 마찬가지 방식으로 목 뒤쪽도 덥히자.

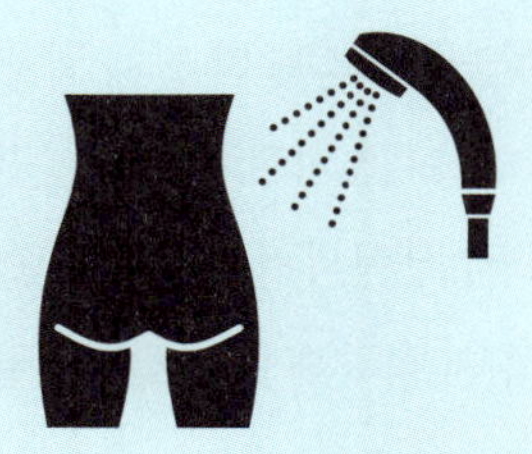

자기 전에 쓰는
스트레스 가시화 1분 일기

스트레스는 외면할수록 마음속에서 점점 덩치를 키운다. 누구에게나 스트레스를 마주하는 일은 쉽지 않다. 하지만 **어떤 일로 얼마나 스트레스를 받는지 눈에 보이는 형태로 남기면 오히려 마음의 부담이 줄어든다.** 이를 위한 방법으로 '스트레스 가시화 1분 일기'를 추천한다.

 방법은 간단하다. **자기 전에 그날 있었던 신경 쓰이는 일, 기분 나쁜 일, 실패한 일처럼 스트레스 상황에서 느낀 다양한 감정을 1분 동안 적는다. 그 후 4점 만점을 기준으로 오늘 하루에 점수를 매긴다. 이렇게만 하면 끝이다.** 다 적었으면 깊이 생각하지 말고 바로 잠자리에 든다.

 이런 식으로 1주일 동안 꾸준히 일기를 쓰면 자율신경 균형을 무너뜨리는 스트레스와, 스트레스에 대처하려면 어떻게 해야 하는지 그 방법이 보이기 시작한다. 만약 **1주일 내내 1~2점짜리 하루가 계속된다면 주의하자. 그대로 방치하지 말고 무언가 대책을 세워야 한다.** 혹은 스트레스는 심했지만 좋은 일도 있었다면 그날의 총점은 높아진다. **점수가 높은 날에 무엇을 했는지, 무슨 일이 있었는지를 분석하면 이후 스트레스에 대처할 때 참고가 된다.**

 스트레스와 마주하는 일기는 마음에 쌓인 독소를 제거하는 디톡스 역할도 한다. 일기를 쓰면서 스트레스를 모두 토해내면 마음이 안정되어 자율신경에도 이로운 영향을 미친다. 또 스트레스를 눈에 보이는 형태로 남기면 무겁게 짓누르던 일이 의외로 사소한 일로 여겨지기도 한다. 우선 1주일만이라도 꾸준히 실천해보자.

스트레스 가시화 1분 일기 작성법

1 + <u>스트레스의 원인에 해당하는 신경 쓰이는 일, 기분 나쁜 일 등을 수첩이나 노트에 1분 동안</u> 손으로 직접 쓴다.

너무 오래 생각하지 말그 쓱쓱 써내려 간다.

2 + 그날의 만족도를 4점 만점을 기준으로 점수를 매긴다.

하루에 있었던 일을 전반적으르 고려해서 점수를 매긴다.
그렇게 점수를 준 이유를 간·단히 메모해두면 좋다.

3 + 일기를 다 쓰고 나면 깊이 생각하지 말고 잠자리에 든다.

지금 당장 고민하지 말고 잠들 준비를 한다.

1주일 뒤에 일기장을 다시 넘겨 본다. 며칠 연속으로 점수가 낮다면
마음이 비명을 지른다는 신호다. 대책을 고민해보자.

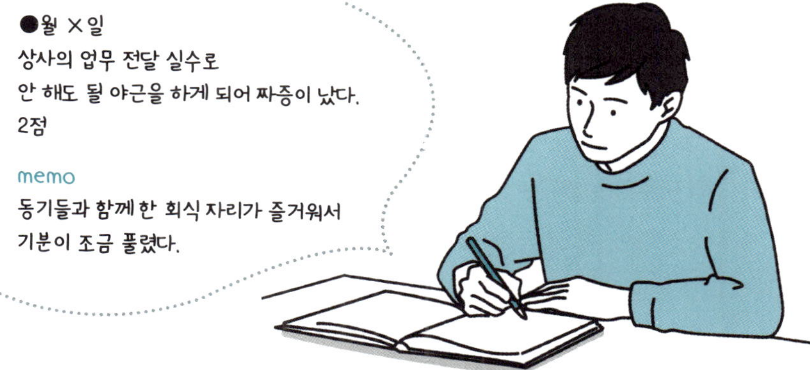

태핑 수면법

쉽게 잠들지 못할 때는 가운데 세 손가락, 즉 검지·중지·약지의 끝으로 머리와 얼굴을 부드럽게 톡톡 두드려 보자.

머리와 얼굴에는 부교감신경을 활성화하는 혈 자리가 많이 분포되어 있다. 이 **혈 자리를 일정한 리듬으로 부드럽게 자극하면 부교감신경이 우세해져 온몸의 긴장이 풀린다.** 아기를 재우면서 등을 토닥토닥 두드릴 때와 같은 효과가 난다. 머리와 얼굴을 두드릴 때는 강도와 리듬에 주의해야 한다. **닿을 듯 말 듯 부드럽게 두드리는 것이 포인트다. 손끝을 머리에서 얼굴로 이동하면서 약 1분 동안 톡톡톡 두드린 후 잠자리에 들자.**

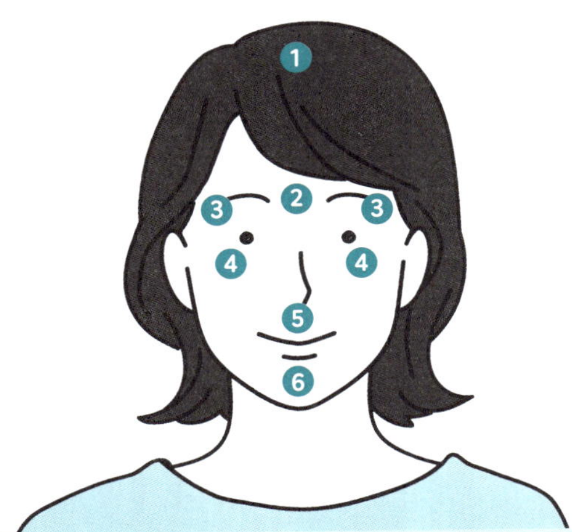

POINT

검지·중지·약지를 이용해 일정한 리듬으로 두드린다. 닿을 듯 말 듯 약한 강도로 부드럽게 두드려야 한다.

1

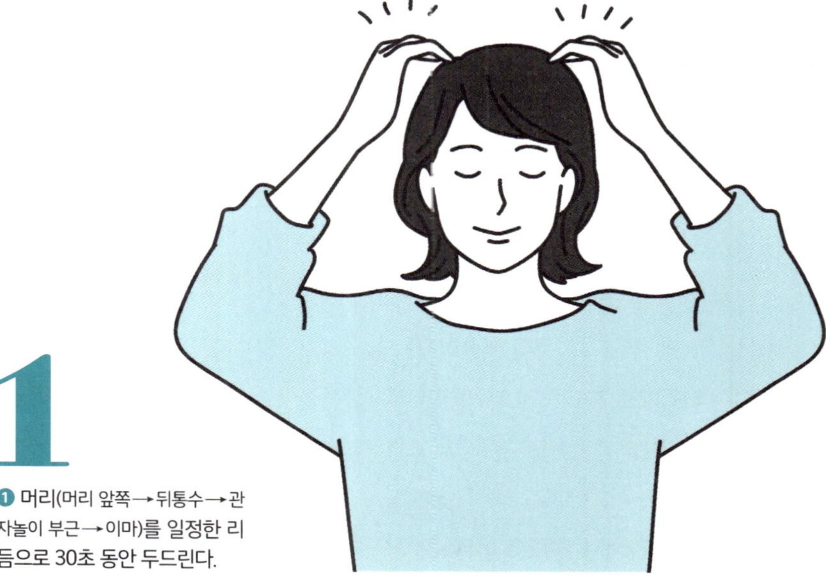

❶ 머리(머리 앞쪽→뒤통수→관자놀이 부근→이마)를 일정한 리듬으로 30초 동안 두드린다.

2

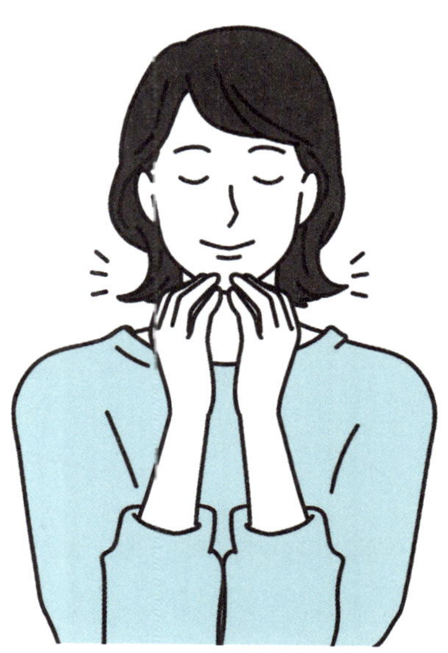

❷ 미간→❸ 눈썹 아래→❹ 눈 아래→❺ 코 아래→❻ 턱에 이르기까지 일정한 리듬으로 30초 동안 두드린다.

전신 스트레칭

복부 주변을 쭉 펴서 늘리는 동작은 장을 부드럽게 자극한다. 매일 아침 습관으로 삼으면 근육이 이완되고 혈액 순환이 원활해진다. 자기 전에 하면 몸과 마음의 긴장이 풀려 수면의 질이 높아진다.

1회당
30초~1분

1

머리 위에서 양팔을 교차한다. 코로 숨을 들이마시면서 천천히 온몸을 위로 쭉 뻗는다.

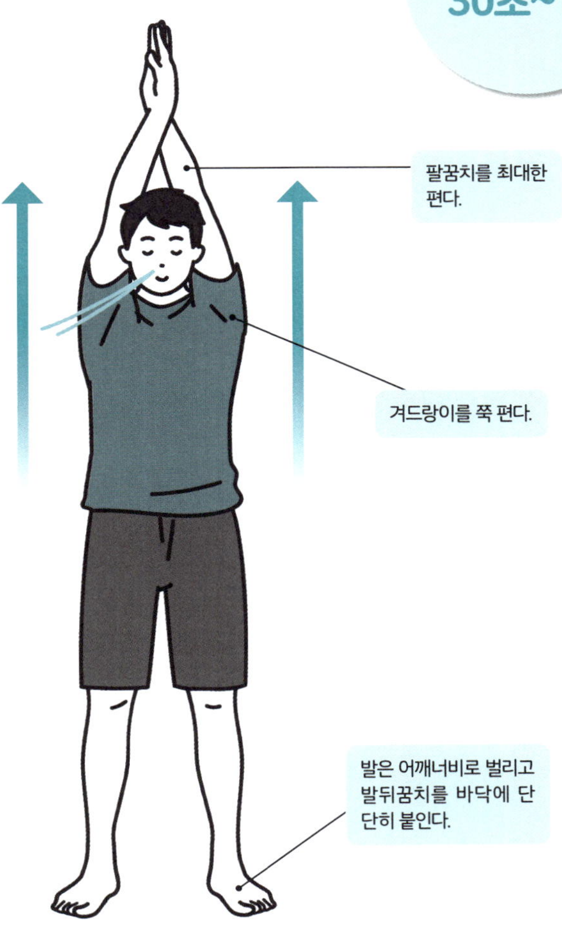

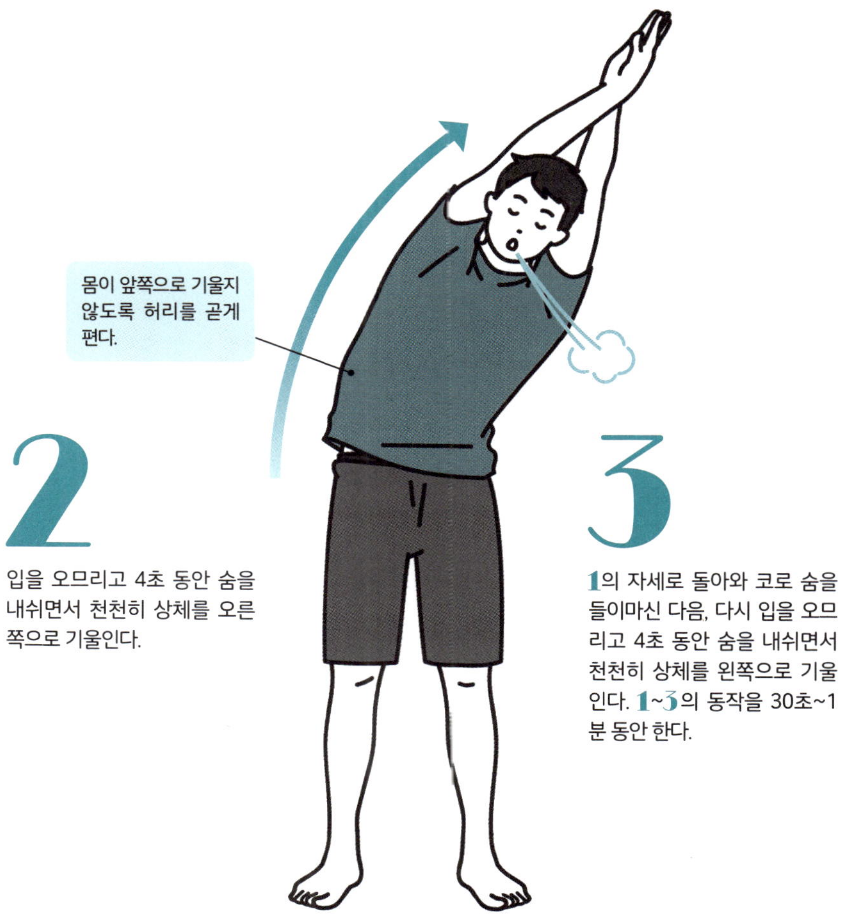

2

입을 오므리고 4초 동안 숨을 내쉬면서 천천히 상체를 오른쪽으로 기울인다.

3

1의 자세로 돌아와 코로 숨을 들이마신 다음, 다시 입을 오므리고 4초 동안 숨을 내쉬면서 천천히 상체를 왼쪽으로 기울인다. 1~3의 동작을 30초~1분 동안 한다.

장 마사지

천천히 깊게 호흡하면서 장을 마사지하면 자연스럽게 연동 운동이 활발해져 배변을 촉진한다. 장운동이 활발하면 자율신경이 안정되고 혈류가 증가해 온몸 구석구석까지 피가 돈다.

**1회당
30초~1분**

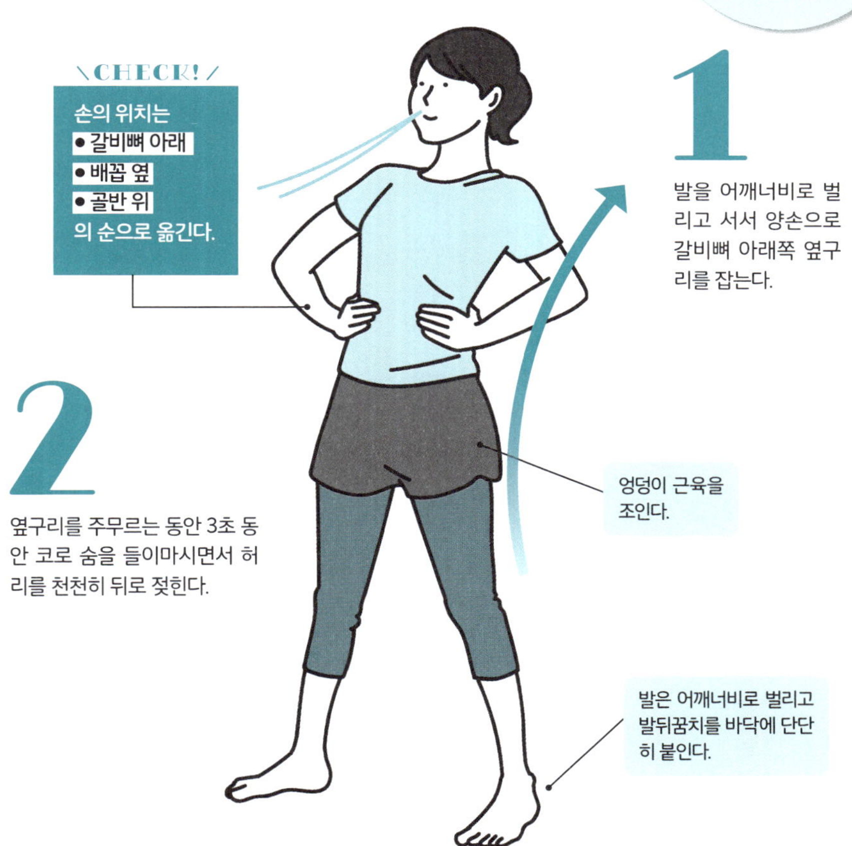

1

발을 어깨너비로 벌리고 서서 양손으로 갈비뼈 아래쪽 옆구리를 잡는다.

2

옆구리를 주무르는 동안 3초 동안 코로 숨을 들이마시면서 허리를 천천히 뒤로 젖힌다.

POINT

● 스트레칭 중에는 숨을 참지 말고 의식적으로 깊게 호흡한다.

● 갈비뼈 아래, 배꼽 옆, 골반 위로 손의 위치를 옮겨가면서 장 전체를 자극한다.

● 장 마사지는 부교감신경에서 교감신경으로 전환되는 아침에 하면 더 효과적이다.

● 식후 1시간은 피해서 한다.

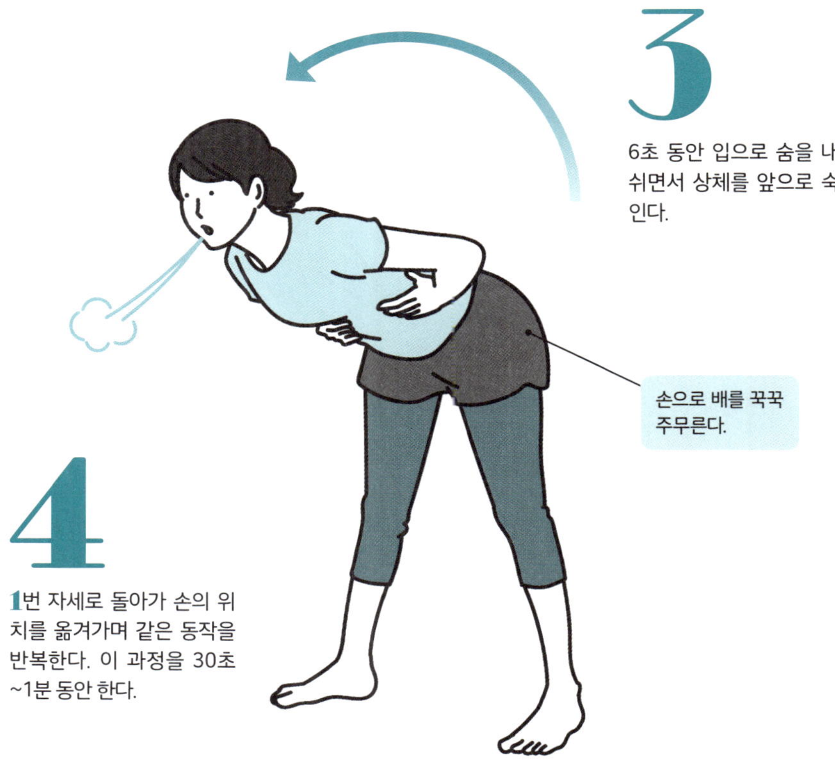

3

6초 동안 입으로 숨을 내
쉬면서 상체를 앞으로 숙
인다.

손으로 배를 꾹꾹
주무른다.

4

1번 자세로 돌아가 손의 위
치를 옮겨가며 같은 동작을
반복한다. 이 과정을 30초
~1분 동안 한다.

06 수면의 질을 높이는 취침 전 3시간 활용법

자율신경 균형을 바로잡으려면 무엇보다도 잠을 잘 자야 한다. 그러기 위해서는 수면 시간의 확보는 물론이고, 무엇보다도 수면의 질을 높이는 것이 중요하다.

수면의 질을 높이려면 어떻게 해야 할까? 이 역시 자율신경과 깊은 관련이 있다. **몸과 마음이 편안하고 부교감신경이 충분히 활성화된 상태에서 잠들면 수면의 질이 높아진다.** 그러면 수면 시간이 짧아도 아침에 개운하게 눈이 떠진다. 반면 교감신경이 우세한 상태에서는 얕게 잠들고 오래 자도 피로가 풀리지 않는다. 전자를 '이완형 수면', 후자를 '긴장형 수면'이라고 한다. 자율신경 균형을 바로잡고 싶다면 이완형 수면이 바람직하다.

이완형 수면으로 가는 길은 취침 전 3시간을 어떻게 활용하느냐에 달렸다. 우선 **저녁 식사는 취침 3시간 전까지 마친다.** 저녁을 마친 시간과 취침 시간 사이가 짧으면 교감신경이 활발한 상태에서 잠들어 수면의 질이 낮아지기 때문이다. **입욕 시에는 따뜻한 물에 15분 동안 몸을 담가 부교감신경을 활성화한다.** 그 후에는 교감신경을 자극하지 않는 편안한 분위기 속에서 차분하게 시간을 보내자. **방은 간접 조명을 사용해 밝기를 낮추고 스마트폰은 잠자리에 들기 1시간 전, 최대 30분 전까지만 보고 멀리한다.** 잠자리에 들기 직전에는 1분 동안 스트레스와 마주하는 일기를 쓰고(134쪽), 손끝으로 머리와 얼굴의 혈 자리를 톡톡 두드린다(136쪽). 다 했다면 불을 끄고 잔다. 이 방법을 매일 밤 꾸준히 실천하면 잠이 잘 오고 생활 리듬도 안정된다.

취침 전 행동이 수면의 질을 결정한다

이완형 수면 + 부교감신경이 우세한 상태. 뇌와 장기의 활동이 억제되어 편안하게 깊이 잠든다. 

긴장형 수면 + 교감신경이 우세한 상태. 뇌와 장기의 활동이 활발해 자고 있어도 깨어 있는 상태나 마찬가지다. 

취침 전 3시간이 수면의 질을 결정한다.

수면의 질을 높이고 싶다면 **입욕·스마트폰·식사·조명**에 특히 신경 쓰자.

입욕	39~40℃에서 반신욕	◎	42℃ 이상	✕
스마트폰	취침 1시간 전부터 보지 않기	◎	자기 직전까지 보기	✕
저녁 식사	취침 3시간 전까지 식사 마치기	◎	먹고 바로 자기	✕
취침 시 조명	희미한 불빛 또는 모든 조명 끄기	◎	조명이나 TV를 켜둔 채로 자기	✕

그밖에 잠들기 전 루틴으로 추천하는 숙면 꿀팁

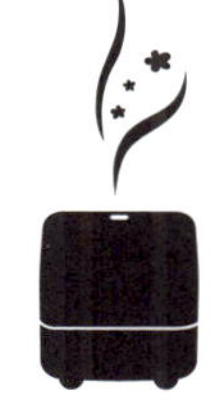

아로마 테라피 ➡ 144쪽

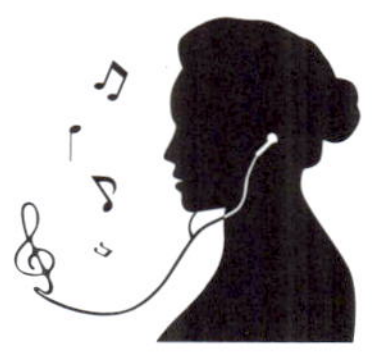

음악 ➡ 145쪽

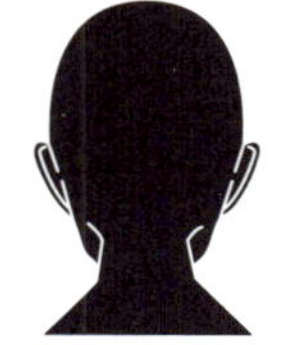

긴장 완화 요법 ➡ 146쪽

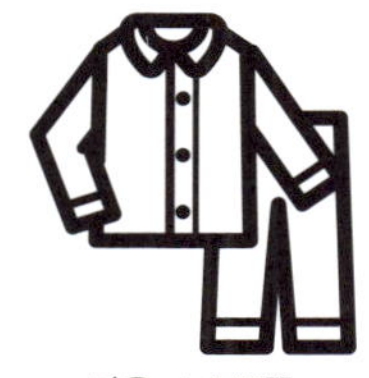

잠옷 ➡ 147쪽

아로마 테라피

좋아하는 향기는 편안한 수면을 유도한다

오감을 깨워 몸과 마음의 긴장을 풀어주면 편안하게 깊이 잠들 수 있다. 가장 추천하는 것은 '향기'다. 후각은 오감 중 유일하게 감정과 자율신경을 관장하는 뇌 부위와 직접 연결되어 있다. 그래서 좋아하는 향기나 편안한 향기를 맡으면 마음이 고요해지고 부교감신경이 활성화된다.

예를 들어 **잠자리에 들기 전 휴식 시간에 숙면을 유도하는 효과가 뛰어난 아로마 테라피를 즐겨 보자. 특히 라벤더 향이 효과가 좋다.** 라벤더 향은 심박수, 혈압, 체온을 낮춰주므로 자기 전에 맡으면 자연스럽게 잠에 빠져들 수 있다.

라벤더 향 이외에도 캐모마일, 클라리세이지, 샌달우드처럼 마음을 편안하게 해주는 향이면 괜찮다. **좋아하는 향기에 둘러싸여 편안하게 잠을 청하자.**

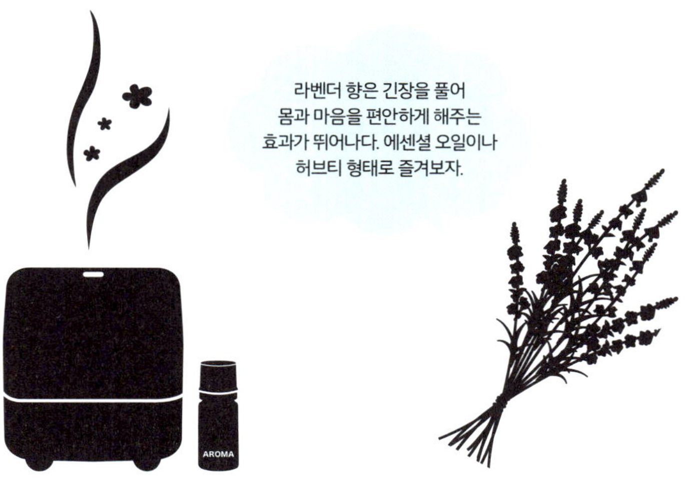

느리고 리듬이 일정한 곡을 듣는다

음악도 긴장을 푸는 데 효과적이다. 다만 모든 음악이 수면에 도움이 되는 것은 아니다. 교감신경을 자극하는 빠른 곡이나 리듬이 불안정한 곡은 피해야 한다. 그렇다면 자율신경에는 차분한 음악이 좋을까? 사실 곡의 분위기는 별로 중요하지 않다.

중요한 것은 '리듬'이다. **리듬이 일정한 음악을 들으면 교감신경이 진정되면서 부교감신경으로 전환된다. 잠들기 전에 듣는 음악으로는 느리고 리듬이 일정한 곡이 적합하다.** 참고로 자율신경의 안정에는 맥박보다 느린 곡이 효과적이라고 알려져 있다. 1분에 60번, 즉 1초에 한 박자씩 연주하는 BPM 60 정도의 단조로운 리듬이 가장 이상적이다. 그리고 **되도록 음의 높낮이 차이가 크지 않고, 길이는 4~5분 정도로 가볍게 흘려들을 수 있는 음악을 추천한다.**

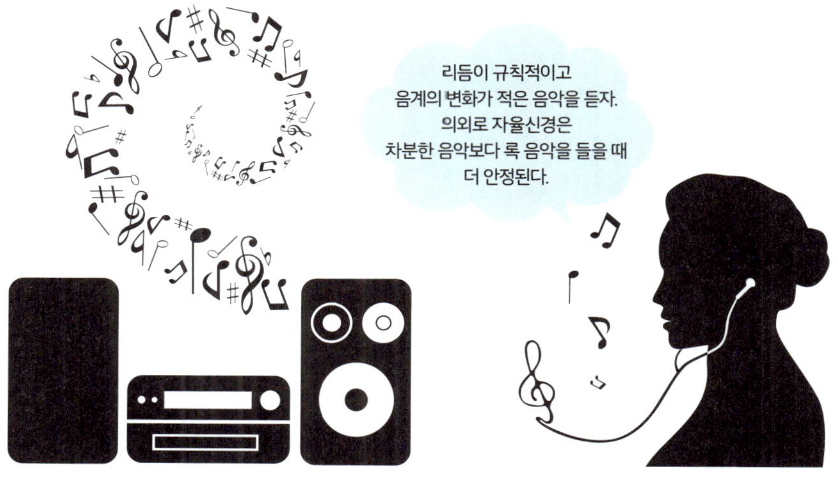

긴장 완화 요법

목 마사지와 혈 자리 지압이 효과적

목 마사지

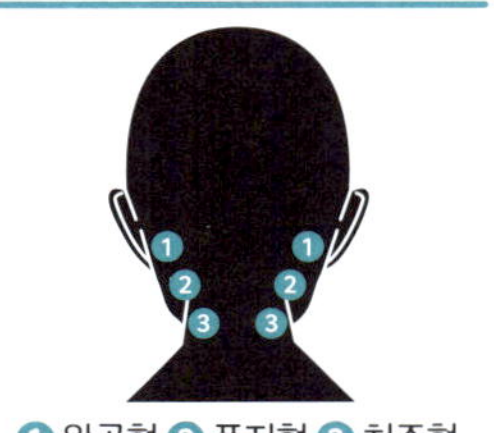

❶ 완골혈 ❷ 풍지혈 ❸ 천주혈

목에는 온몸으로 혈액을 보내는 혈관이 있다. 또 목은 뇌에서 온몸으로 뻗어 나가는 자율신경의 통로이기도 하다. 그래서 **목이 뻐근하면 혈류가 정체되어 부교감신경이 활성화되지 않는다.** 자기 전에 자율신경에 영향을 미치는 완골혈·풍지혈·천주혈을 지압하거나 목뒤에 따뜻한 수건을 대고 마사지를 해서 근육을 풀어주자.

귀에는 부교감신경이 집중되어 있어서, **귀 안쪽을 부드럽게 자극하면 부교감신경이 활성화된다. 귀이개로 귀를 살살 후비면 말로 표현할 수 없을 만큼 기분 좋은 이유도 그 때문이다.** 솜털이 달린 귀이개의 폭신한 부분을 귓구멍에 넣고 천천히 돌리면 서서히 긴장이 풀린다. 걱정이나 불안으로 마음이 진정되지 않거나 잠들기 어려운 밤에는 귀이개의 힘을 빌려 보자.

귀이개

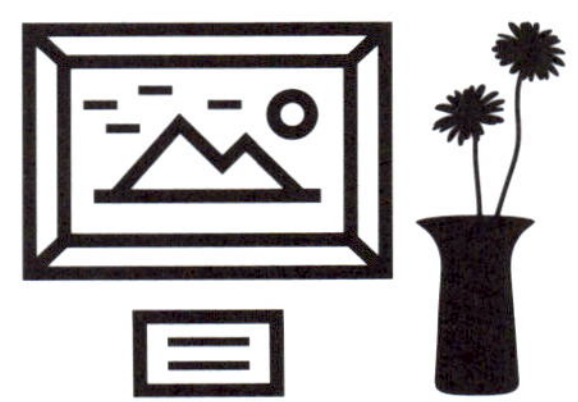

자신만의 긴장 완화용 아이템을 찾아보자. 꽃이나 그림, 혹은 사진도 좋다. 폭신한 베개나 부드러운 수건이 있으면 마음이 안정된다는 사람도 있다.

잠옷으로 갈아입으면 우리 몸은 잠들 준비를 한다

잠잘 때 입는 옷으로는 잠옷이 가장 좋다. 잠옷은 흡습성이 높고 품이 넉넉해서 몸을 뒤척이기도 편하다. 운동복이나 실내복 차림으로 자는 사람도 많지만, 수면을 방해하지 않는 복장으로는 잠옷이 최고다. 잠옷을 입어야 아침까지 기분 좋게 잘 수 있다. 게다가 **잠옷으로 갈아입으면 우리 몸이 그것을 잠드는 신호로 받아들여 부교감신경이 우세해진다. 몸과 마음의 긴장이 풀려 쉽게 잠에 빠져드는 효과도 기대할 수 있다.**

　덧붙여 잘 때 양말은 신지 말자. 심부 체온이 내려가야 졸음이 밀려오는데, 양말을 신으면 발끝으로 열을 발산하지 못한다. 그러면 몸에 열이 머물러 쉽게 잠들지 못하거나 얕은 잠을 자게 되니 주의하자. 자기 직전까지는 신어도 되지만, 이불을 덮고 누울 때는 반드시 양말을 벗자.

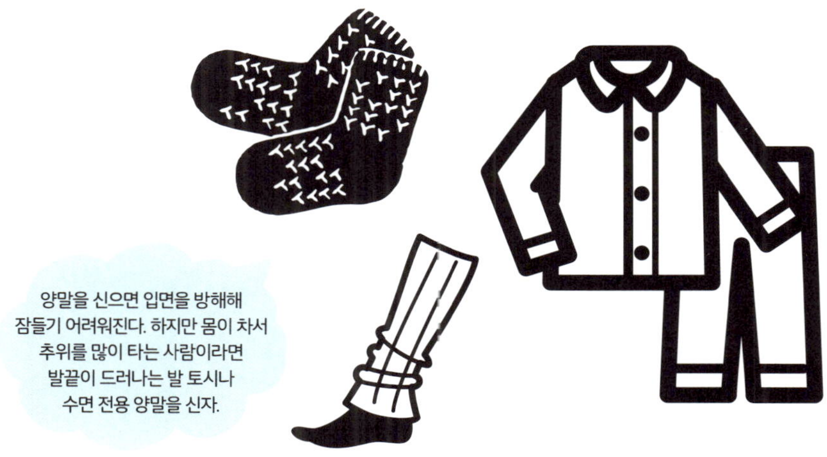

양말을 신으면 입면을 방해해 잠들기 어려워진다. 하지만 몸이 차서 추위를 많이 타는 사람이라면 발끝이 드러나는 발 토시나 수면 전용 양말을 신자.

07 미소와 한숨, 느긋한 행동, 그리고 느슨하게 생각하기

자율신경은 우리의 의지로 조절할 수 없다. 반면 우리의 마음과 자율신경은 밀접하게 연결되어 있다. 자율신경의 균형을 바로잡는 방법은 다양하지만, 결국 **마음에 여유를 갖고 무리하지 않는 것이 가장 중요하다.** 자율신경을 위해 마음에 새겨두면 좋은 습관을 몇 가지 소개하겠다.

우선 미소를 짓자. 미소를 지으면 몸과 마음의 긴장이 풀린다. **억지로 웃는 표정을 지어도 괜찮다. 입꼬리만 올려도 얼굴 근육이 풀리고 부교감신경이 활성화된다.**

한숨을 쉬는 것도 중요하다. 한숨은 자율신경 균형을 바로잡는 효과가 뛰어나다. 걱정거리나 고민이 있을 때, 버거운 일을 처리해야 할 때는 한숨이 나오게 마련이다. 그럴 때는 긴장해서 호흡도 얕아지니 **의식적으로 길게 천천히 한숨을 쉬자. 호흡이 깊어지면서 몸과 마음의 긴장이 풀리고 편안해진다.**

시간에 쫓기면 자율신경은 치명상을 입는다. 초조해하거나 서두르면 호흡과 심박수도 빨라진다. 그러니 **느긋하게 행동하는 습관을 들이자.**

마지막으로 마음에 여유를 갖고 느슨하게 생각하자. 자율신경의 균형을 바로잡기 위해 애쓰는 것은 좋지만, 지나치게 하나하나 따지고 들면 오히려 스트레스가 쌓인다. **일이 계획대로 잘 풀리지 않더라도 '뭐, 어쩔 수 없지'라고 느슨하게 생각하는 것이 중요하다.** 이 책에서 제안하는 1주일 프로그램도 이처럼 느슨한 마음으로 일단 도전해보자.

대처법을 알면 몸과 마음이 편안해진다

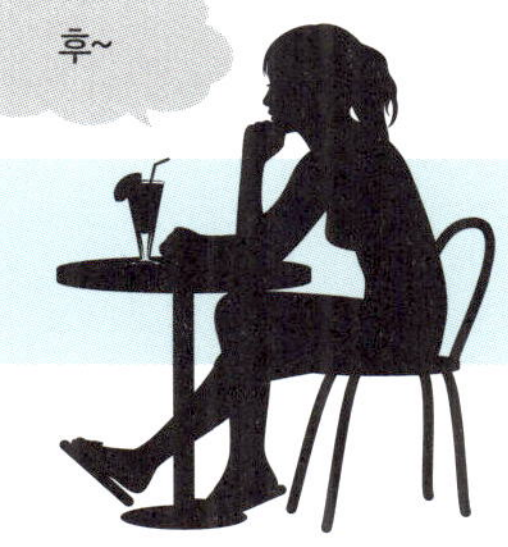

후~
때때로 크게 한숨을 내쉰다.

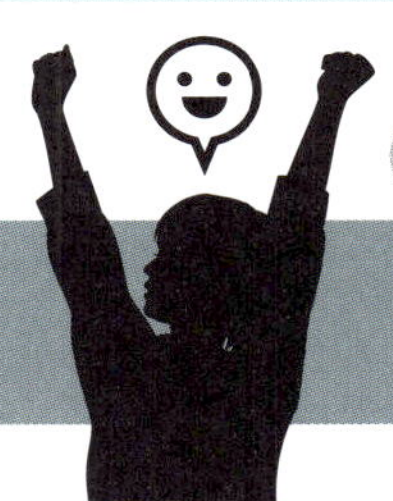

웃자!
힘들 때일수록 의식적으로 입꼬리를 올린다.

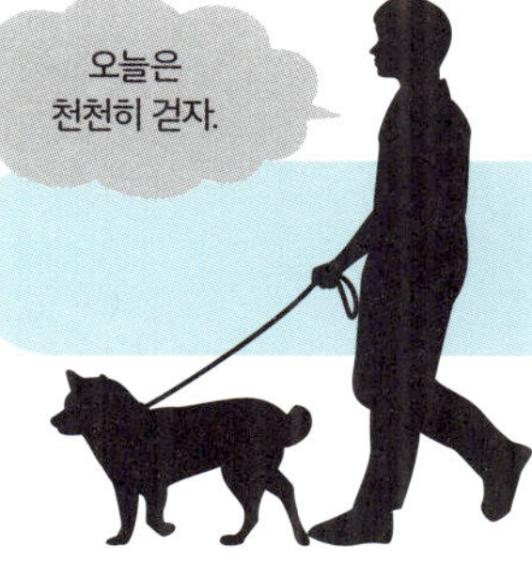

오늘은
천천히 걷자.
서두르지 말고 일부러라도 느긋하게 행동한다.

뭐 어쩔 수 없지.
괜찮아.
마음에 여유를 갖고 느슨하게 생각한다.

자율신경의 균형을 바로잡으려면
기분 전환하는 요령을 익혀두는 것이 중요하다.